AF555547

# VÉNUS BIBLION

# Vénus Biblion

ARCANES

PHYSIOLOGIQUES

# LA BEAUTÉ

*Conservée et restituée*

PAR

LA SCIENCE

PROFESSEUR Y. H. KHAMED

PARIS ET PAPHOS

1899

SAINT-DENIS
IMPRIMERIE H. BOUILLANT
20, RUE DE PARIS, 20

# PRÉFACE

---

Un livre qui veut plaire doit, tout comme une jolie femme, être très élégamment habillé, et même il est souvent nécessaire de forcer un peu la note pour mieux se faire remarquer.

L'important pour la lectrice est que l'intérieur du livre soit foncièrement bon, et je crois en conscience que mon livre possède cette qualité fondamentale.

J'espère donc qu'on excusera la joliesse de la couverture en faveur de ce que contient le VÉNUS BIBLION.

On a déjà publié de nombreux écrits sur l'hygiène de la Beauté féminine, mais, parmi tous ces ouvrages, je n'en ai jamais rencontré un seul qui fût bien pratique.

D'abord, par suite d'une sorte de mépris de l'intelligence féminine, vraiment bien peu flatteur pour les lectrices, les auteurs s'abstiennent systématiquement de tous renseignements anatomiques et physiologiques sous prétexte que les questions scientifiques ont peu d'attrait pour les femmes qui, du reste, n'y comprennent rien.

Je suis d'un avis diamétralement opposé, et je suis convaincu, non-seulement que les femmes ne demandent qu'à s'intéresser à des questions qui les touchent de si près, mais encore qu'elles sont parfaitement assez intelligentes pour très bien comprendre, à condition, bien entendu, que ces questions soient clairement expliquées et soigneusement expurgées de la phraséologie médicale qui n'est comprise que des adeptes, et encore!

Ensuite les auteurs ne donnent à peu près que de longues suites de formules, et, il faut bien le dire, plus on change de livres et moins on change de formules. C'est toujours la même chose, comme dans les livres de cuisine.

Cette méthode de donner des formules n'est, du reste, pas pratique, et voici pourquoi.

Il se présente deux cas :

Ou bien la lectrice achète les différents ingrédients pour confectionner elle-même ses formules, ou bien elle copie l'ordonnance et l'envoie exécuter chez le pharmacien.

Dans le premier cas, elle a toujours beaucoup de mal à trouver les produits qui figurent dans les formules, souvent très compliquées, de son livre ; ensuite, elle les paye très cher, parce qu'elle les paye au prix de pharmacie ; enfin, manquant des ustensiles de laboratoire nécessaires, et fort peu versée dans l'art des manipulations chimiques, elle termine l'opération en gâchant les trois quarts de sa coûteuse marchandise.

Dans le second cas, et c'est déjà plus pratique, elle envoie la formule chez le pharmacien, mais, en outre de ce qu'elle paye très cher, comme sa formule n'est pas une ordonnance signée par un médecin, le pharmacien n'est peut-être pas toujours très scrupuleux sur la nature des ingrédients qu'il va employer; en somme, il met dedans à peu près ce qui lui plaît et les produits exotiques qui doivent produire des miracles ne figurent le plus souvent que sur les formules.

J'ai cherché dans mon système à arriver à un résultat plus pratique en faisant fabriquer tous les produits d'avance chez un même pharmacien de tout premier ordre. J'ai pensé que c'était de beaucoup le plus simple et le meilleur marché, et je suis persuadé que mes lectrices seront de mon avis après avoir essayé.

Pour faciliter les recherches, j'ai divisé mon livre en neuf chapitres :

CHAPITRE PREMIER.

**De la peau en général.**

CHAPITRE II.

**Les yeux, les paupières, les sourcils et les cils.**

CHAPITRE III.

**La bouche, comprenant les gencives, les lèvres et les dents.**

CHAPITRE IV.

**Le nez et les oreilles.**

CHAPITRE V.

**La figure, soins et hygiène.**

CHAPITRE VI.

**La figure, les rides.**

CHAPITRE VII.

**Les mains et les pieds.**

CHAPITRE VIII.

**Les cheveux, soins et hygiène.**

CHAPITRE IX.

**Les seins.**

Chaque chapitre comprend deux parties : la partie théorique et la partie pratique.

A la fin du volume, un catalogue très détaillé de tous les produits.

Il y a un chapitre, le dixième, que je n'ai pas voulu, par discrétion, ajouter à ce livre ; c'est le chapitre si important des soins intimes. Je l'ai néanmoins écrit, mais je n'ai pas voulu le mettre en librairie par un sentiment de haute convenance que toutes les femmes comprendront. Les personnes qui seront désireuses de se le procurer, devront le faire prendre chez le pharmacien qui est chargé de l'élaboration des formules.

Y. H. K.

# TABLE ALPHABÉTIQUE DES MATIÈRES

## G



## H



## J



## L



## M

## T



## V



## Y

# DE LA PEAU

# *Vénus Biblion*

## CHAPITRE PREMIER

### DE LA PEAU

Quand les glandes de la peau fonctionnent bien, tout va bien. Quand les glandes de la peau fonctionnent mal, tout va mal. Voilà l'axiome fondamental dont doivent bien se pénétrer les femmes qui ne veulent pas vieillir.

Une femme dont la peau est belle, souple, fraîche, satinée, sans une tache et sans une tare, est déjà, par cela seul, joliment séduisante.

On dira d'elle : Les yeux ne sont pas bien beaux, le nez est peut-être mal fait, la bouche un peu tordue, les oreilles un peu longues; mais quelle belle peau!

Une femme, tout au contraire, dont les yeux sont admirables, les traits merveilleux, la bouche exquise, perdra tous ses charmes si sa peau est rugueuse, couverte de rougeur et de taches, ses paupières enflammées, ses lèvres gercées, son nez couvert de points noirs.

Elle n'inspirera que de la pitié et pas un désir, et en parlant d'elle on dira seulement : Quel dommage!

Or, une femme aime toujours mieux inspirer désirs que pitié.

Donc, il est d'une importance primordiale, pour une femme, de savoir soigner sa peau, la plus précieuse partie d'elle-même, sans contredit, puisqu'elle est la base de sa beauté.

Et comme, ainsi que je le disais en commençant, la beauté de la peau résulte du bon fonctionnement de ses glandes, c'est par elles que nous allons commencer cette étude.

Ces glandes sont de deux sortes :

1° *Les glandes sébacées.*

2° *Les glandes sudoripares.*

**1° Les glandes sébacées.** — C'est sur ces glandes que devront porter tous nos soins, car elles sont la source de presque toutes les maladies qui enlaidissent la peau.

Les glandes sébacées étant destinées au graissage des poils et accessoirement de la peau, se trouvent naturellement toutes accolées à un poil quelconque, cheveux, cil ou duvet, et leur orifice se confond avec le point de sortie du poil qu'elles accompagnent.

Les parties du corps anciennement couvertes de poils, ne sont plus maintenant couvertes pour la plus grande partie que par du duvet, et chaque poil de duvet possède sa glande sébacée.

Enfin, quand le poil ou le duvet meurt, fût-ce même avant la naissance, les glandes sébacées correspondantes continuent à vivre et à fonctionner.

Un fait curieux à noter, c'est que la grosseur de la glande sébacée est en raison inverse de la grosseur du poil qu'elle accompagne; plus le poil est gros et plus la glande accolée est petite.

La présence du poil paraît nuire à la croissance de la glande, et c'est quand le poil a complètement disparu qu'elle prend son plus grand développement.

Cheveu, poil ou duvet viennent former une

sorte de séton qui maintient toujours ouvert l'orifice de la glande.

Le poil constitue un gros séton et le duvet un petit. Quant à la glande qui vit seule, elle n'a pas de séton du tout, aussi son canal s'engorge-t-il facilement et finit-il par être bouché par la matière sébacée que secrète la glande, et il se produit alors de nombreux accidents.

Nous n'aurons pas à nous occuper ici des glandes sébacées des cheveux, mais seulement de celles qui accompagnent le duvet ou qui vivent isolées.

La lectrice que le sujet intéresse, trouvera encore d'autres détails au chapitre du nez.

Pour résumer : Le mauvais fonctionnement des glandes sébacées détermine trois états différents, connus sous les noms de :

*Séborrhées sèches* (pellicules, squames).

*Séborrhées grasses* (peau grasse avec des taches).

*Séborrhées huileuses* (peau huileuse).

2° **Les glandes sudoripares.** — C'est à ces glandes, deux fois plus nombreuses que les glandes sébacées, qu'est due la production de la sueur.

La sueur est presque entièrement composée

d'eau; elle renferme, en outre, du chlorure de sodium (sel marin), quelques produits azotés et hydrocarbonés, occasionnellement des petites gouttelettes graisseuses.

Le système des glandes sudoripares constitue, avec les reins, les deux principaux appareils qui déversent à l'extérieur du corps l'eau qui se trouve en excès à son intérieur.

Quand il y a quelque chose de détraqué dans leur fonctionnement, ou bien elles produisent trop de sueurs, ou bien elles n'en produisent pas assez; leur canal d'évacuation peut aussi arriver à se boucher.

Il existe dans l'état de santé parfait une proportion entre la quantité de liquide éliminée par les reins et celle secrétée par les glandes sudoripares.

La sueur renfermant, en plus de l'eau, des matières salines et organiques, il en résulte que, quand la quantité d'eau éliminée par les glandes sudoripares diminue, le liquide épaissit et le canal tend à s'engorger; de plus, le liquide sudoral étant plus concentré, devient âcre et irritant, et il enflamme la peau et la détériore rapidement.

La conclusion à tirer de là, c'est qu'en hiver les femmes, ne transpirant presque pas, doivent absolument avoir recours au moins une fois par mois aux bains à l'étuve sèche, qui, en provoquant une abondante transpiration, viendront nettoyer les tubes de sortie des glandes sudoripares.

Nous rencontrons, pour finir, deux autres sortes de glandes qui se rapprochent beaucoup de celles dont nous venons de parler : ce sont les glandes axillaires, qui se trouvent placées sous les aisselles et secrètent un produit odorant, et les glandes cérumineuses, qui secrètent la cire jaune des oreilles ; nous en parlerons en temps et lieu.

En résumé, la totalité des glandes de la peau viennent déverser à sa surface des produits d'excrétions, les uns graisseux et cireux, les autres âcres et irritants, et il est de toute nécessité de ne jamais les laisser séjourner pour deux raisons principales :

1° Parce qu'ils produisent l'inflammation locale de la peau ;

2° Parce qu'ils constituent le séjour d'élection d'une quantité considérable de microbes et de germes parasitaires qui viennent y fonder des colonies.

Cette dernière raison est d'autant plus importante que la peau est percée par les millions de canaux qui servent de déversoir aux glandes sébacées et sudoripares et constituent ainsi des chemins de pénétration à l'intérieur de la peau.

Ces maudits parasites s'empressent de profiter des routes qui leur sont ouvertes, envahissent la glande elle-même, détruisent le bulbe pileux et sont la source de presque toutes les maladies locales de la peau.

On peut juger par ce qui précède de l'importance énorme d'un bon nettoyage de la peau pour en assurer la beauté ; seulement, il faut savoir s'y prendre et n'employer que des produits bien appropriés au but à atteindre que je résumerai de la façon suivante :

1° Enlever par dégraissage les produits de sécrétion des glandes qui, unis aux poussières de l'air, constituent ce qu'on appelle vulgairement la crasse ;

2° Détruire les germes qui sont venus se déposer à l'orifice des glandes ;

3° Redonner à la peau la couche de protection légèrement huileuse qui la défend contre les circonstances extérieures ;

4° Aseptiser cette couche comme défense contre les germes parasitaires.

Et il faut arriver à ce quadruple résultat sans

abîmer la peau, ce qui est moins facile qu'on ne pourrait le croire au premier abord.

Par les simples soins que je vais indiquer tout à l'heure, je garantis qu'une femme de vingt ans peut arriver à cinquante ans à posséder encore une peau aussi fraîche, aussi pure et aussi belle que si elle n'avait pas vieilli de plus de dix mois.

**1° Lavage général ou bain parfait.** — Pour se laver on ne doit employer que de la ouate hydrophile ; les éponges, en effet, se salissent après deux ou trois lavages et sont innettoyables.

Un bain ne doit être qu'un rinçage, il ne faut donc pas se nettoyer après le bain, comme on le fait généralement, mais bien avant.

Voici le procédé parfait :

Avant, je le répète, de se tremper dans l'eau du bain, étant debout dans le tub, passer tout le corps à la liqueur savonneuse avec un tampon d'ouate; prenant ensuite de l'eau tiède, faites mousser la liqueur; enfin, à plusieurs reprises, avec un gros tampon d'ouate hydrophile trempé dans l'eau tiède, vous enlevez tout le savon et toute la mousse formée, en somme vous vous rincez de façon à être presque parfaitement propre au moment de vous plonger dans le bain, simplement parfumé, où vous devez ne rester que quelques minutes.

Je dis : seulement quelques minutes, parce que rien n'abime la peau comme le contact prolongé avec l'eau.

En sortant du bain, vous vous tamponnez à la ouate sèche et vous essuyez très légèrement avec un linge très fin, jusqu'au séchage complet de toutes les parties et de tous les replis du corps.

Mais l'opération n'est pas encore terminée, car la peau est trop dégraissée et serait trop sujette à s'abimer par le contact de l'air ou le frottement des vêtements ; elle serait aussi trop sensible aux variations de température. Il est indispensable de restituer à la peau la légère couche de matière grasse, produite physiologiquement par les glandes sébacées et qu'il nous a été nécessaire d'enlever tout àl'heure avec la liqueur savonneuse, pour cause de nettoyage et d'aseptie.

Cette dernière opération se fait à la main avec une quantité excessivement petite d'essence antiseptique parfumée et constitue une sorte de massage doux. Après, vous essuyez bien avec une flanelle très douce.

Nous employons dans cette opération :

1° *La liqueur savonneuse;*
2° *L'essence antiseptique parfumée.*

Nous avons obtenu d'une façon mathématique la solution cherchée :

1° Nous avons enlevé toutes les impuretés qui, mélangées aux produits de sécrétions des glandes, venaient souiller la peau et la contaminer par les germes pathogènes qui s'y étaient fixés.

2° Nous avons remplacé la couche graisseuse protectrice de la peau par une essence antiseptique, qui, pénétrant par les ouvertures des glandes, ira détruire les germes qui auront pu venir se loger dans les canaux.

Nous avons assoupli la peau par un léger massage.

Pour les femmes auxquelles le permet leur situation de fortune, nous recommanderons l'usage journalier de ce bain parfait pris le soir avant de se mettre au lit. C'est le meilleur et le plus parfait de tous les traitements de la peau.

Le résultat, du reste, produit une sensation tellement agréable que les femmes qui en ont essayé ne veulent plus s'en passer.

Le corps devient souple, frais, agréable, et la peau, scientifiquement parfumée, se maintient dans des conditions étonnantes de beauté savoureuse.

Pour les autres personnes, au moins un bain parfait par semaine est indispensable.

J'ai expliqué, dans la partie théorique, que, de temps en temps, il était urgent d'avoir recours à une transpiration abondante, afin de nettoyer les canaux de sortie des glandes sudoripares.

Le meilleur système est l'étuve sèche; mais on peut très bien la remplacer par le bain chaud à 40° et 45°.

Voici comment il faut opérer :

Après nettoyage vous vous plongez dans le bain ordinaire à 35°, puis vous faites verser peu à peu dans le bain de l'eau très chaude de façon à ce que la température du bain arrive à 42° ou 45°; vous ne restez qu'une dizaine de minutes dans ce bain. Puis vous vous séchez rapidement et passez le corps à l'essence antiseptique parfumée.

Nous avons commencé par parler des glandes de la peau ; nous allons maintenant étudier la peau elle-même.

La partie superficielle de la couche épidermique, appelée couche cornée, constitue la vraie surface de la peau.

Elle est formée de couches superposées de cellules aplaties ou d'écailles entièrement dépourvues d'enveloppes et de noyaux.

Donc, remarque pour nous de la plus extrême importance, la couche superficielle de la peau ou couche cornée est uniquement composée de cellules mortes, et c'est de l'état apparent de cette couche cornée que viennent dépendre toutes les qualités de la Beauté de la Peau, son grain, sa souplesse, sa finesse, son poli, son nacré, son satinage, etc..., etc.

Elle consiste, en fait, en une substance lamellaire homogène résistante, diaphane et cornée qui, continuellement, s'use et se desquame par sa surface externe tandis qu'elle se reproduit par sa surface profonde.

La couche cornée est plus ou moins épaisse aux différentes parties du corps et son épaisseur varie de quarante à deux centièmes de millimètre.

Il s'ensuit que nous devons avoir le plus profond respect pour la couche cornée et prendre toutes sortes de précautions pour ne pas l'abîmer puisqu'elle contribue pour une si grande part à la beauté de la peau.

Sa grande ennemie est l'eau qui, par un contact un peu prolongé, l'imbibe, sans la traverser, la gonfle et arrive sinon à la détruire, du moins à lui enlever toutes les qualités qui lui donnent sa beauté. Aussi la nature a-t-elle eu soin de la couvrir d'un produit gras (matière sébacée), qui vient lui former un enduit protecteur.

L'eau ne doit donc être employée que pour dissoudre les matières savonneuses qui nous servent à nettoyer la surface de la peau et ensuite au rinçage, mais nous ne devons jamais laisser inutilement en contact l'eau et la peau. De plus, la couche cornée doit toujours être protégée et défendue par une couche, excessivement mince, d'un principe huileux qu'il faut s'empresser de remplacer dès que, pour cause de nettoyage, on a mis la couche cornée à nu.

La mise en pratique de ces quelques notions très simples, suffit en peu de temps à remettre en parfait état des peaux relativement très abîmées.

La couche cornée n'absorbe ni l'eau ni les solutions salines; ce fait a été mis hors de doute par une longue série d'expériences absolument concluantes. Les absorptions de substances qui ont paru se faire dans les bains médicamenteux s'opéraient par les points de transition de la peau et des muqueuses ou par des excoriations de la peau en produisant souvent des résultats désastreux.

Pour faire absorber un médicament aqueux par la peau, il faut frotter jusqu'à ce qu'on ait détruit mécaniquement la couche cornée, qui seule empêche l'absorption.

Les médicaments solubles dans certains corps gras peuvent être absorbés excessivement lentement, quand ledit corps gras arrive à dissoudre la matière sébacée; la pénétration s'effectue en ce cas par le canal de sortie de la glande sébacée et l'absorption a lieu dans la glande là où il n'y a plus de couche cornée.

Tous les autres médicaments, pour produire un effet quelconque, doivent être capables de commencer par détruire la couche cornée.

Il est donc indispensable de renoncer à toute espèce de bains médicamenteux et autres (sauf, bien entendu, les bains de rinçage de quelques minutes et les bains de transpiration), si l'on veut garder intacte la beauté et la fraîcheur de sa peau.

**1° Les femmes qui trouvent qu'elles ont la peau trop rouge.** — Nous ne nous occupons naturellement pas ici des taches rouges provenant d'états pathologiques déterminés, mais seulement d'une apparence générale de la peau.

Ce résultat est dû à une épaisseur trop faible de la couche cornée et à une tendance à la congestion superficielle.

Nous aurons donc deux choses à faire : épaissir la couche cornée et décongestionner superficiellement. La décongestion doit précéder l'épaississement, nous procéderons comme suit :

Après le bain parfait, opérer des frictions douces à la main avec la liqueur décongestionnante.

Le matin, sans prendre de bain, se livrer à la même opération avec la liqueur épaississante.

A répéter tous les jours jusqu'à réussite.

2° **Adoucir et satiner la peau.** — Après le bain parfait, mais avant de passer à l'essence antiseptique, passer au liquide alcoolique et sécher parfaitement, poudrer la partie à satiner avec la poudre à satiner, polir à la main par des mouvements doux et réguliers et toujours dans le même sens, qui doit être le sens d'inclinaison du duvet.

Nettoyer à la liqueur savonneuse, rincer, sécher, passer à l'essence antiseptique, parfumer et essuyer soigneusement avec une flanelle douce.

**Nota.** — Chaque fois qu'on se sert d'une essence quelconque, il faut toujours essuyer après avec une flanelle douce, jusqu'à ce qu'il n'y ait plus de traces apparentes de l'essence employée ; il en restera toujours assez sur la couche cornée pour assurer sa protection.

3° **État connu sous le nom de « Peau trop épaisse ».** — Répéter exactement l'opération précédente en remplaçant la poudre à satiner par la poudre à amincir.

4° **Roser la peau trop mate.** — Après le bain, remplacer l'essence aseptique parfumée par la liqueur révulsive pour roser la peau. La friction doit se faire un peu rudement avec un morceau de drap écru.

5° Pour les taches, rougeurs partielles, acné, séborrhées, voir les chapitres du Visage et du Nez.

Pour les rides et le raffermissement des chairs, voir le chapitre VI : des Rides, et le chapitre IX : des Seins.

CATALOGUE DES PRODUITS

DU

# VÉNUS BIBLION

---

## CHAPITRE PREMIER

## DE LA PEAU

CHAPITRE PREMIER

# SOINS DE LA PEAU

| | |
|---|---|
| **Essence antiseptique parfumée** | 8 » |
| **Liqueur décongestionnante** | 3 50 |
| — **épaississante** | 3 50 |
| — **pour roser la peau** | 3 50 |
| — **savonneuse** | 4 » |
| **Liquide alcoolique parfumé** | 4 » |
| **Poudre à amincir la peau** | 4 » |
| — **à satiner la peau** | 5 50 |

EN VENTE :

A Paris, chez R.-S. FABARON, pharmacien de 1re classe, angle de l'avenue de l'Opéra (36, rue Saint-Roch).

*Pour la province et l'étranger :*

A Berck-Plage (Pas-de-Calais), chez E. BARDIN, pharmacien de 1re classe.

*Franco de port et d'emballage pour tout envoi de 10 francs et au-dessus.*

Expédition contre remboursement.

# LES YEUX

## CHAPITRE II

# LES YEUX

### LES PAUPIÈRES, LES CILS ET LES SOURCILS

Pour la couleur de l'iris, il n'y a rien à faire ; les yeux sont noirs, bruns ou bleus naturellement et les différents spécifiques essayés jusqu'ici pour diminuer ou augmenter le nombre des pigments qui déterminent les variations dans la couleur et son intensité, n'ont produit aucun résultat.

Pour ce qu'on appelle vulgairement le blanc de l'œil, deux causes viennent altérer sa pureté.

1° Un mauvais état du foie, qui produit la couleur jaunâtre ;

2° La congestion, qui augmente l'afflux sanguin dans les vaisseaux et détermine l'état dans lequel l'œil est injecté de rouge.

Nous verrons tout à l'heure que nous pouvons

remédier à ce second résultat; quant au premier, il est du domaine de l'hygiène interne et ne peut se traiter localement.

Ce qui nuit le plus à la beauté de l'œil, c'est l'état inflammatoire des parties voisines.

Pour produire tout son effet, l'œil doit se détacher sur des parties très pures, c'est-à-dire très décongestionnées, sur lesquelles se détachent en noir vif les cils et les sourcils.

Il est rare de voir des femmes ayant les yeux en bon état, pour deux raisons principales.

La première, c'est que l'œil, ou plutôt les parties qui l'entourent étant pourvues d'une grande quantité de glandes à sécrétion visqueuse, les poussières et les germes de l'air viennent s'y fixer et en déterminer l'inflammation; d'autant plus qu'il n'y a pas une femme sur mille qui sache se nettoyer les yeux.

La seconde, c'est que beaucoup de femmes, pour augmenter la beauté de leurs yeux, se badigeonnent les paupières de quantités de produits défectueux, origines et causes de sinistres ravages.

Nous verrons, au chapitre du nez, que la principale cause de toutes les défectuosités de la peau de cet organe est le mauvais fonctionnement des glandes sébacées, nous allons rencontrer autour de l'œil, toute une série de glandes qui vont nous donner encore bien plus de mal.

Nous les passerons successivement en revue les unes après les autres.

1° **Glandes ciliaires.** — A chaque cil sont annexées deux petites glandes qui sécrètent un liquide visqueux qui vient sourdre autour des cils dont il lubrifie la base. Son rôle paraît être de protéger le bord libre des paupières contre l'action irritante des larmes et des poussières extérieures; aussi, quand pour une raison quelconque il n'est plus sécrété en assez grande abondance, les bords des paupières ne sont plus suffisamment protégés et il survient des inflammations chroniques des paupières qui produisent le plus déplorable effet.

Si c'est le contraire qui se produit, c'est-à-dire si le liquide visqueux est sécrété en trop grande abondance, il vient à se sécher et se durcir à la base des cils en formant des petites couronnes jaunâtres; c'est la réunion de ces petites croûtes qu'on appelle vulgairement chassie.

De plus, la présence de ces croûtes détermine presque invariablement une inflammation des paupières, appelée généralement *blépharite.*

La blépharite détermine comme premiers symptômes des démangeaisons, des picotements et la sensation de poussières et de graviers légers sous la paupière.

2° **Glandes de Meibomius.** — Ces glandes se trouvent placées à l'intérieur et un peu en arrière du bord des paupières; aussi, pour les voir, il faut légèrement retourner les paupières.

Elles sont au nombre de 25 à 30 pour la paupière supérieure et de 20 à 25 pour la paupière inférieure.

Le liquide qu'elles sécrètent est moins visqueux que celui des glandes ciliaires; on suppose que leur rôle est analogue, ou peu s'en faut, à celui de ces dernières.

L'exagération de leur sécrétion détermine une sorte d'émulsion blanchâtre qui vient apparaître sur le bord libre des paupières et s'accumule dans le lac lacrymal.

La rétention de la sécrétion amène la formation de petites tumeurs appelées *chalazions*.

3° **Glandes sébacées.** — (Voir pour la description complète le chapitre de la peau et du visage.)

En ce qui regarde les yeux, nous n'avons à

nous préoccuper ici que de l'oblitération des glandes sébacées siégeant sur les rebords des paupières qui détermine l'orgelet ou compère loriot.

Nous ne nous occuperons pas ici de la guérison de cette petite tumeur, parce que ce livre n'est pas un livre de médecine, mais nous dirons ce qu'il faut faire pour l'empêcher de se produire et aussi pour l'empêcher de se développer, dès qu'il fera mine de se montrer, parce que nous faisons ici de l'hygiène préventive, spécialement destinée à la conservation de la beauté.

### Les cils :

Ce sont les cils de la paupière inférieure qui, chez la femme, sont généralement dans le plus mauvais état. Il en manque en moyenne de 60 à 80 pour cent. La cause en est due, partie au manque de soins, partie à l'emploi de cosmétiques dangereux achetés fort cher au hasard de la réclame.

Mais, heureusement, le mal n'est pas sans remède, car la plupart du temps les bulbes des cils ne sont pas complètement détruits et il est possible de les revivifier.

La noirceur des sourcils et des cils est une

très grande beauté chez la femme; aussi, toutes celles qui ne possèdent pas naturellement cette beauté, s'efforcent-elles de l'acquérir par des moyens artificiels.

Elles ont parfaitement raison d'en agir ainsi ; seulement, elles s'y prennent généralement fort mal, et il en résulte pour elles de sérieux inconvénients que je veux leur apprendre à éviter.

Il ne faut jamais noircir ni les cils, ni les sourcils; il faut avoir recours à la teinture, qui permet d'obtenir un bien meilleur résultat, en tant qu'effet produit, et qui possède, en plus, l'immense avantage de permettre de se passer des crayons gras qui enflamment invariablement les paupières, à moins d'avoir recours à des précautions d'une minutie extraordinaire. Ce n'est que dans le cas où les cils ou les sourcils manquent d'une façon presque absolue, qu'il est nécessaire, faute de mieux, d'avoir recours aux cosmétiques.

Il est bien préférable d'avoir recours à la teinture; l'opération est délicate, je le reconnais, mais, en somme, très faisable et sans aucun danger; seulement, il faut avoir soin de n'employer que des produits chimiquement purs et parfaitement dosés. N'ayant plus à recevoir de couches journalières de produits malsains, qui bouchent les orifices des glandes ciliaires et des glandes sébacées, les tissus sous-jacents se trouvent à l'abri des inflammations, et alors les sourcils et les cils, placés dans des conditions physiologiques parfaites, se remettent à pousser avec une nouvelle vigueur. Dans l'explication qui suivra, je traiterai successivement au point de vue pratique :

1° *Du nettoyage des yeux;*

2° *De la décongestion de l'œil et des paupières;*

3° *Des soins préventifs* pour assurer le bon fonctionnement des glandes ciliaires, des glandes de Meibomius et des glandes sébacées, afin d'éviter les inflammations, les blépharites, le chalazion et les orgelets (compère loriot);

4° *De la teinture des cils et des sourcils;*

5° *De la revivification des bulbes malades*, des cils et des sourcils.

## PARTIE PRATIQUE

### I. — Nettoyage journalier.

Le nettoyage des yeux doit avoir lieu matin et soir :

Le soir, pour enlever toutes les impuretés,

tous les germes et toutes les poussières qui sont venus s'accumuler sur les rebords des paupières et le long des cils pendant la journée ;

Le matin, pour enlever les matières cireuses qui ont été sécrétées pendant la nuit, principalement sur les glandes ciliaires.

Le fait de passer une éponge imbibée d'eau froide sur les yeux, le matin ou le soir, n'a jamais constitué un nettoyage, c'est un simple rafraîchissement agréable, mais absolument insuffisant.

Voici la façon d'opérer pour une femme quelque peu soucieuse de la beauté et aussi de la santé de ses yeux :

*A*. — Remplir le quart de l'œillère avec la liqueur pour nettoyage et compléter les trois quarts restant avec de l'eau chaude bouillie.

Baigner successivement les deux yeux en renversant l'œillère ; laisser le liquide en contact environ une minute, ouvrir et fermer alternativement les paupières pendant l'opération.

Cette première opération a pour but de ramollir toutes les impuretés et d'aseptiser l'œil.

*B*. — Roulez un brin d'ouate autour d'un cure-dent, trempez-le dans l'œillère et servez-vous-en pour frotter doucement le rebord des paupières en haut et en bas pour enlever toutes les petites impuretés qui sans cela resteraient attachées après les cils.

*C.* — Recommencez la première opération (*A*) qui constitue le rinçage avec un nouveau mélange d'eau bouillie chaude et de liquide pour nettoyage.

*D.* — Sécher en tamponnant à la ouate aseptique et humecter très légèrement les cils avec l'huile ciliaire au moyen d'un brin d'ouate enroulé au bout d'un cure-dent.

## II. — Décongestion de l'œil

Si l'œil est injecté versez de l'eau bouillie chaude (environ 40°) dans l'œillère, prenez le compte-gouttes et laissez tomber vingt gouttes de liqueur hémostatique. Baigner successivement chaque œil de 2 à 3 minutes chacun.

Si le matin après le lavage, l'œil est légèrement congestionné; répétez cette opération en n'employant que dix gouttes de liqueur hémostatique.

Comme mesure préventive, il est excellent de se baigner l'œil une minute ou deux dans l'œillère contenant vingt gouttes de liqueur hémostatique après une trop longue lecture ou en revenant d'un bal.

## III. — Glandes ciliaires et de Meibomius

*A.* — Par mesure préventive et une fois par semaine, les paupières étant en bon état, le soir après nettoyage prendre gros comme un demi-grain de blé de pommade préventive (paupières) et en graisser soigneusement les deux paupières, haut et bas. Ne pas mettre de pommade entre les cils et l'œil; il ne faut même pas en toucher les cils.

Si les glandes étaient en mauvais état vous devriez répéter l'opération tous les jours jusqu'à retour à l'état normal.

## IV. — Orgelet (Compère loriot)

L'orgelet est un petit furoncle dû à l'inflammation d'un follicule ciliaire à la suite de la rétention du liquide sébacé ; il débute, en général, par un petit point d'induration, gros comme un grain de millet; c'est à ce moment que nous devons nous en occuper, puisque, je le répète, nous faisons de l'hygiène préventive.

Faire un nettoyage complet; décongestionner l'œil par un bain à l'œillère contenant trente gouttes de liqueur hémostatique dans de l'eau tiède bouillie, tamponner pour bien sécher, puis faire une onction avec, gros comme un grain de mil, de pommade résolutive pour orgelet.

### V. — Teinture des cils et des sourcils

L'opération se fait en trois temps :

A. — *Nettoyage et préservation.*
B. — *Application du mordant.*
C. — *Application de la teinture.*

Nous commençons par les cils de la paupière supérieure.

*A.* — Opérer le nettoyage ordinaire. Vous relevez les cils en arrière avec l'index de la main gauche, puis, avec la main droite munie d'un pinceau trempé dans la pommade préservatrice, vous graissez soigneusement le rebord de la paupière entre les cils et l'œil en ayant soin de ne pas toucher aux cils.

*B.* — Vous prenez quatre cure-dents et vous les coupez net du côté du gros bout à la distance voulue pour obtenir une section circulaire. Vous fendez le gros bout dans la longueur et d'un seul côté sur une longueur d'un centimètre. Vous prenez alors une petite bande de flanelle d'un centimètre de large et assez longue pour faire le tour du cure-dent de façon que les deux bouts viennent se fixer dans la fente. Vos cure-dents sont alors garnis et prêts à servir. Vous trempez un pinceau dans le mordant et vous en humectez la flanelle d'un des cure-dents. Vous prenez dans la main gauche un cure-dent garni à flanelle sèche et dans la main droite celui qui est humecté de mordant. Vous placez alors sous les cils le cure-dent de la main gauche, et, avec celui de la main droite, vous appuyez les cils sur celui de la main gauche ; de cette façon, les cils se trouvent emprisonnés entre deux bandes de flanelle dont la supérieure seule est humectée de mordant. — La flanelle sèche d'en dessous fait l'office de papier buvard. — Vous laissez en contact une à deux minutes, puis vous continuez et passez ensuite à l'autre œil. — (On peut faire un œil en trois fois). Quand vous avez fini, vous recommencez une seconde fois l'opération.

*C.* — Vous répétez exactement l'opération précédente en remplaçant le mordant par la teinture ; laisser sécher un quart d'heure, procéder au nettoyage de l'œil et passer légèrement les cils à l'huile ciliaire.

La teinture des cils de la paupière inférieure se fait de la même manière avec la différence que c'est le cure-dent à flanelle sèche qui est en dessus.

*Teinture des sourcils :* trois temps.

*A.* — Lavez et nettoyez les sourcils avec la liqueur savonneuse et un tampon d'ouate ; rincez avec soin ; passer au liquide alcoolique ; laisser sécher à l'air sans tamponner.

*B.* — Prenez un peigne le plus fin possible, passez sous les poils des sourcils à rebrousse-poil en les relevant le plus possible.

Garnissez un cure-dent avec de la ouate ; trempez dans le mordant, exprimez le surplus du liquide de façon à ce que la ouate ne soit qu'humectée.

Passer à plusieurs reprises sur les poils des sourcils en les appuyant sur le peigne comme pour les lisser ; — laissez sécher et repassez une seconde fois au mordant.

Passez de la même manière à la teinture mais une fois seulement ; lavez immédiatement à l'eau salée et rincez à l'eau bouillie.

Passer à l'alcool, laisser sécher à air libre et passer à l'huile ciliaire.

**Revivification des poils des sourcils et des cils.** — Peut-on faire repousser les poils des sourcils et des cils? Si le bulbe n'est pas mort, oui! si le bulbe est mort, non! Les prospectus auront beau dire et beau faire; les marchands de spécifiques auront beau publier des attestations médicales et des lettres de leurs clients, avec portraits à l'appui, la science est là pour leur répondre non! cent fois non! mille fois non!

Là où le bulbe est mort, le cheveu ou le poil ne repousse pas; pas plus qu'il ne poussera jamais de carottes dans une terre où il n'y a pas de graines de carottes. On peut employer autant d'engrais que l'on voudra; là où il n'y a pas de graines, il ne pousse pas de plantes, et là où il n'y a pas de bulbes il ne pousse pas de poils.

Les célèbres expériences de Vienne portent sur la transplantation des cheveux et pas du tout sur la question de savoir si une pilocarpine quelconque peut remplumer le crâne d'un chauve. Maintenant, si les poils des sourcils et des cils sont seulement tombés parce que leur bulbe était malade, ce n'est plus la même chose et il est tout naturel d'affirmer qu'avec des soins on peut arriver à guérir le bulbe malade et à lui permettre de reprendre sa production pileuse.

Mais dans ce cas, c'est bien plutôt par un ensemble de soins du bord des paupières qu'on arrive, et non pas par la simple application d'un spécifique.

La pilocarpine, principe du Jaborandi, paraît, d'après certains auteurs, avoir un résultat légèrement favorable sur la revivification du bulbe, mais d'autres auteurs nient complètement cette action.

La seule action certaine qu'on reconnaisse au Jaborandi est son action sur les glandes sudoripares; mais, justement à cause de cette action, il me semblerait assez naturel qu'il puisse résulter un certain avantage de son application dans les maladies du bulbe.

En résumé, le principal est de détruire l'inflammation et la cause de l'inflammation qui a rendu le bulbe malade.

SOINS A PRENDRE :

*A.* — Nettoyage des yeux par la méthode indiquée, trois fois par jour au lieu de deux.

Après chaque nettoyage, baigner avec l'œillère contenant dix gouttes de liqueur hémostatique dans de l'eau bouillie et filtrée.

*B.* — Applications alternées des liqueurs suivantes :

1er jour : *liqueur décongestionnante.*
2e jour : *liqueur dynamique.*
3e jour : *liqueur pilocarpinée,* et ainsi de suite.

Comme beaucoup de maladies du bulbe ont une origine parasitaire, on remplacera pour les sourcils, mais pour les sourcils seulement, la liqueur décongestionnante par le liquide antiseptique extra fort pour sourcils.

*C.* — Suppression absolue de toute espèce de cosmétiques.

En observant soigneusement ces trois paragraphes on arrivera toujours à un résultat positif, parce que, sur les poils disparus, il n'y en a pas vingt pour cent dont le bulbe soit complètement mort.

**Noircissage des sourcils.** — Il y a des cas où les femmes sont obligées d'avoir recours à un moyen artificiel pour remplacer les sourcils absents.

D'après la couleur des sourcils, il faut utiliser des crayons différents ; il y en a deux de chaque série, un plus foncé et un qui l'est moins.

Il y a trois séries pour les blondes, les châtaines et les brunes.

FAÇON D'OPÉRER :

*A.* — Le principal consiste à bien marquer la ligne mère du sourcil; cette ligne doit être très fine aux deux extrémités et s'élargir légèrement, de façon à posséder son maximum d'épaisseur à un quart de la distance de la racine du nez.

On écarte le peu de sourcils qui restent en haut et en bas, comme pour former une raie, et l'on dessine cette raie au crayon n° 1, comme je viens de l'expliquer.

*B.* — On brosse les sourcils pour les ramener en place et juger de l'effet, puis on relève la partie d'en bas et on travaille dessous au pointillé avec le crayon n° 2. On répète la même opération en rabaissant les sourcils et travaillant par en dessous.

*C.* — On brosse à la brosse dure à sec pour fondre les teintes puis à la brosse douce avec un peu d'huile cilière.

**Bistrage des paupières.** — On opère avec le doigt, entouré de peau de Suède bien souple.

Le procédé à la poudre est supérieur au procédé au gras.

Toutes les poudres ont un fond de violet, parce que cette couleur est indispensable pour produire un effet agréable. Il y a trois espèces de poudre correspondant aux types blond, brun et intermédiaire.

Vous trempez le doigt garni dans la poudre, puis vous frottez sur un linge pour enlever le surplus.

Vous faites alors un essai sur le poignet et quand vous jugez que la teinte est bonne, vous opérez sur les paupières à votre goût.

Vous finissez avec un petit tampon de peau de Suède, gros comme une pièce de quatre sous en argent et monté sur un petit manche et vous travaillez comme avec une estompe pour fondre la teinte.

---

CATALOGUE DES PRODUITS

DU

# VÉNUS BIBLION

## CHAPITRE II

## LES YEUX

CHAPITRE II

# SOINS DES YEUX

| | |
|---|---|
| **Huile ciliaire** . . . . . . . . . . . . . . . | 4 » |
| **Liqueur de Jaborandi pour cils et sourcils** . . . . . . . . . . . . . . . . . | 3 25 |
| **Liqueur décongestionnante.** . . . . . . . | 3 50 |
| — **dynamique pour cils et sourcils** | 3 » |
| — **hémostatique pour les yeux.** . . | 4 » |
| — **pour le nettoyage des yeux.** . . | 3 50 |
| **Liquide antiseptique extra-fort.** . . . . . | 3 » |
| **Mordant pour cils et sourcils, noir.** . . . | 4 » |
| — — — **brun** . . | 3 50 |
| **Pommade préventive pour les paupières** | 2 50 |
| — **préservatrice.** . . . . . . . . . . | 2 » |
| — **résolutive pour orgelets.** . . . | 2 50 |
| **Teinture pour cils et sourcils, noir.** . . . | 9 » |
| — — — **brun** . . | 8 » |

EN VENTE :

A Paris, chez R.-S. FABARON, pharmacien de 1re classe, angle de l'avenue de l'Opéra (36, rue Saint-Roch).

*Pour la province et l'étanger :*

A Berck-Place (Pas-de-Calais), chez E. BARDIN, pharmacien de 1re classe.

---

*Franco de port et d'emballage pour tout envoi de 10 francs et au-dessus.*

Expédition contre remboursement.

# LA BOUCHE

## LES LÈVRES, LES GENCIVES ET LES DENTS

## CHAPITRE III

# LA BOUCHE

### LES LÈVRES, LES GENCIVES ET LES DENTS

Sauf des cas exceptionnels, pour avoir pu conserver ses dents en bon état jusqu'à un âge avancé, il faut avoir eu la précaution de les soigner journellement depuis l'enfance. Il s'ensuit, qu'étant données, d'un côté, les difficultés de surveillance résultant de la mise en pension, et de l'autre, la répugnance innée qu'ont tous les enfants pour les soins de la bouche et les visites chez le dentiste, presque toutes les femmes ont les dents plus ou moins en mauvais état, juste à l'âge où elles deviennent assez raisonnables pour constater le dommage et le regretter amèrement.

Nos soins auront donc la plupart du temps à porter sur la conservation de ce que l'on a de

3.

bien et les remèdes pour obvier à ce que l'on a de mal.

La première de toutes les opérations, consiste à aller subir une visite en règle chez son dentiste, parce qu'il est des choses qu'on ne peut faire soi-même; ensuite, avec les précautions que je vais indiquer, on a la plus grande chance de ne plus avoir à y retourner avant longtemps.

1° **Antiseptie.** — Toutes les caries des dents, sans exception, sont d'origine microbienne ; donc, le premier de tous les soins est de maintenir sa bouche dans un état tel, que jamais microbe ne puisse y vivre, ni surtout y fonder une colonie.

Une jolie bouche doit être le tombeau des microbes.

Les impuretés qui souillent les dents sont partie solubles et partie insolubles ; c'est pour cette raison que le simple rinçage de la bouche ne suffit pas, parce que le liquide antiseptique n'est jamais assez énergique pour assurer l'aseptie complète, par exemple, d'un brin de viande accroché entre deux dents.

C'est pour cette raison que l'intervention de la brosse est nécessaire en dehors de ce qui regarde la beauté à donner à la dent.

En général, on pourrait même dire toujours, les eaux dentifrices employées ne sont pas suffisamment antiseptiques et cela n'a rien d'étonnant, puisque les parfumeurs ont plutôt souci de plaire à leur client que de leur être utile.

D'un autre côté, la plus grande partie des dentifrices contiennent de l'acide salicylique, c'est-à-dire un acide des plus dangereux pour les dents ; voici, du reste, ce que dit textuellement à cet égard, le savant docteur Hillicher.

*Il faut absolument abandonner l'acide salicylique qui fait partie intégrante de presque toutes les poudres et eaux dentifrices, ainsi du reste que l'alun, car ces deux produits attaquent l'émail et le détruisent.*

Ce qui n'empêche pas, je le dis en passant, qu'il existe à Paris une compagnie générale des produits antiseptiques, qui annonce en toutes lettres dans ses réclames des dentifrices salicylés.

On doit se rincer la bouche au moins deux fois par jour, le soir et le matin, avec l'élixir dentifrice antiseptique mélangé en quantité convenable avec de l'eau tiède et il ne faut pas craindre de faire du bruit en se rinçant la bouche, car c'est la seule manière de faire pénétrer partout le liquide préservateur et d'assurer ainsi un nettoyage parfait.

Je recommande d'employer deux sortes d'élixirs dentifrices.

Une première, l'élixir dentifrice antiseptique fort, qui a pour but l'action utile ; et une seconde, l'élixir dentifrice parfumé, qui a pour but l'action agréable et laisse à la bouche et à l'haleine un souvenir délicieux.

En cherchant à mélanger l'utile et l'agréable, c'est-à-dire, l'antiseptique et le parfum, on est obligé de sacrifier à l'un et à l'autre et on ne fait rien de bon.

Pour le nettoyage local, il faut employer la brosse pas trop douce, mais cela dépend de la sensibilité des gencives, pourtant il faut se rappeler que souvent on fait du bien aux gencives en leur faisant du mal.

Une bonne méthode est celle du fil en caoutchouc qu'on passe entre les dents. car il enlève toutes les impuretés sans jamais risquer de rien abîmer et sans l'ombre de douleur.

Pour le passage des dents à la poudre, il faut d'abord savoir choisir celle qui convient au but à atteindre.

2° **Points tachés.** — On a recours à la poudre dentifrice forte, qui ne s'emploie pas avec la brosse, mais avec une tige de bois mou, liane ou dragonwood ; cette poudre ne doit s'employer que pour enlever une tache sur une partie des dents où l'émail est déjà érodé.

On trempe le bois d'abord dans la teinture pour poudre dentifrice, puis dans la poudre dentifrice forte ; on frictionne énergiquement les points atteints ; on lave la bouche à l'élixir antiseptique, puis l'on polit l'ivoire avec le polissoir en agate.

Pour certaines taches qui résistent à ce moyen ou dont la couleur ne disparaît pas totalement il faut avoir recours au blanchiment.

Vous prenez à cet effet un petit brin de coton roulé au bout d'un cure-dent ; vous humectez le coton avec le liquide pour blanchiment des dents et vous touchez la tache à blanchir à plusieurs reprises avec le coton jusqu'à disparition de la tache et blanchiment complet.

Ce produit ne contient pas d'acide et est absolument inoffensif pour l'émail.

3° **Nettoyage ordinaire.** — Vous vous servez de poudre dentifrice et d'élixir dentifrice parfumé. Il est préférable, pour commencer, d'employer un petit linge recouvrant l'index et trempé au préalable dans l'élixir antiseptique et la poudre dentifrice ; vous frottez bien les dents dans toutes les directions ; l'ongle de l'index pénètre bien mieux que la brosse dans les interstices. Ensuite vous passez à la brosse trempée dans la poudre et vous rincez la bouche à l'élixir parfumé.

Ce n'est qu'à cet instant que vous faites un bon rinçage à l'élixir dentifrice antiseptique et, immédiatement après, vous finissez avec l'eau dentifrice parfumée.

4° **Tartre.** — Pour empêcher la formation du tartre qui est d'origine microbienne vous employez la liqueur contre le tartre.

Vous prenez une petite boule de coton avec une pince recourbée ; vous la trempez dans la liqueur susdite et badigeonnez bien les dents à l'intérieur du côté de la langue tout auprès des gencives.

Vous faites cette opération avant le dernier rinçage à l'élixir parfumé.

Il est bon de répéter cette opération au moins deux à trois fois par semaine.

Après le nettoyage vient la question du mal de dents.

5° **Mal de dents.** — (Dent creuse).

Il n'est pas toujours aussi facile qu'on pourrait le croire de panser une dent avec un produit odontalgique et d'arriver à un bon résultat sans abîmer les lèvres, les gencives ou la langue, et il arrive souvent qu'on ne fait qu'exaspérer la douleur.

En effet, on peut dire que, presque tous les remèdes contre le mal de dents, cet épouvantable e iénervante douleur, sont à base de créosote ou d'acide phénique ou d'un produit similaire qui brûle atrocement si on a le malheur d'y toucher, ce qui, du reste, arrive quatre-vingt-dix-neuf fois sur cent à cause de l'énervement produit par la douleur.

Le produit que je recommande est exempt de ce dernier défaut ; on peut en toucher n'importe quelle partie intérieure de la bouche sans causer aucune douleur.

Voici la manière de procéder :

*A.* — Vous prenez une petite boule de coton avec une pince et vous la mouillez avec la liqueur odontalgique, puis vous la trempez dans la poudre odontalgique qui est le véritable remède ; quand elle est bien garnie de poudre, vous la placez dans la dent creuse.

*B.* — Vous prenez une seconde boule de coton, vous la trempez dans le liquide collodionné et vous en obturez complètement la dent.

Cette méthode est excellente et donne toujours de bons résultats, car la douleur disparaît complètement quelques minutes après l'application du pansement et ne revient, quand elle revient, que 20 ou 24 heures après. De plus, la douleur est tellement endormie qu'elle permet au dentiste d'aurifier la dent creuse sans autres pansements préalables qui obligent souvent à plusieurs visites successives. Quand la douleur ne disparaît pas, cela indique qu'il y a abcès dans la gencive sans communication avec le creux de la dent; le remède, n'étant pas en contact avec le mal, n'a naturellement pas pu agir.

Il faut alors agir localement sur la gencive.

*A*. — Vous prenez une petite bande d'ouate, vous la saupoudrez avec de la poudre odontalgique et vous l'appliquez sur la gencive.

*B*. — Vous maintenez en place par une seconde bande d'ouate, un peu plus grosse.

Enfin, comme c'est par le nerf trifacial qu'est perçue la douleur et que ce nerf passe assez près du fond du canal de l'oreille, on peut encore tremper une boule de coton dans la liqueur odontalgique, la couvrir d'une légère couche de poudre et l'entrer dans l'intérieur de l'oreille.

Quand vous êtes sûr que vous avez affaire à un abcès, vous pouvez employer deux méthodes : chercher à le faire avorter par résorption, ou hâter sa maturation.

La première méthode peut toujours être tentée, mais elle n'a chance de réussite que si elle est mise en jeu dès les premiers symptômes du mal. Pour arriver à ce résultat, vous badigeonnez la gencive toutes les deux heures, avec un pinceau trempé dans la liqueur résolutive.

Dans le second cas, vous avez recours aux émollients. Séchez bien la gencive avec de la ouate, puis passez avec un pinceau de la liqueur émolliente toutes les demi-heures, jusqu'à ce que la douleur se soit endormie.

6° **Ébranlement des dents.** — Il arrive quelquefois que, sans raisons apparentes, les dents perdent de leur solidité. Ce résultat peut être dû à des causes multiples ; le plus souvent, la chose a peu de gravité et disparaît rapidement, en ayant soin de badigeonner soir et matin les gencives des dents ébranlées avec la liqueur contre l'ébranlement des dents. Mais, si le mal ne disparaît pas, il faut se hâter de voir un dentiste.

7° **Les lèvres.** — Les lèvres sont une des

parties les plus jolies, les plus fines et en même temps les plus délicates de la femme.

Leur tissu superficiel est à cheval entre la muqueuse et la peau; de plus, mouillées constamment par la salive, exposées à tous les changements de température, elles sont plus que toutes les autres parties du corps sujettes à se détériorer. Tous les vinaigres rouges qu'on met sur les lèvres sont mauvais; je sais que les femmes en mettront quand même et je n'ai pas la prétention de les en empêcher; seulement, je me garderai bien de formuler l'ombre d'un de ces produits pour ne pas avoir le remords d'avoir abîmé une tant mignonne chose.

Je me contenterai d'essayer de pallier au mal.

Le soir, avant de vous coucher, passez avec un petit tampon d'ouate une goutte de liqueur savonneuse sur les lèvres; frottez un peu pour enlever ce que vous y avez mis pour les rougir; lavez bien, essuyez et passez un peu de liqueur pour les lèvres; de cette façon, vous maintiendrez vos lèvres à peu près en bon état.

Si vous avez les lèvres sensibles, en hiver ou au bord de la mer, passez avec un chiffon de foulard un petit peu de pommade pour les lèvres.

Le matin, quand, après une nuit fiévreuse, les lèvres sont sèches ou enflammées, on peut avoir recours avec succès à la liqueur pour les lèvres.

---

CATALOGUE DES PRODUITS

DU

# VÉNUS BIBLION

---

## CHAPITRE III

## LA BOUCHE

CHAPITRE III

# SOINS DE LA BOUCHE

| | | |
|---|---|---|
| **Élixir dentifrice antiseptique, fort** | | 3 50 |
| — | **parfumé** | 4 50 |
| **Liqueur collodionnée** | | 2 » |
| — | **contre le tartre** | 2 50 |
| — | **émolliente pour les gencives** | 4 » |
| — | **odontalgique** | 3 50 |
| — | **contre l'ébranlement des dents** | 3 50 |
| — | **pour les lèvres** | 3 50 |
| — | **résolutive pour les gencives** | 3 » |
| **Liquide pour le blanchiment des dents** | | 2 50 |
| **Pommade pour les lèvres** | | 3 » |
| **Poudre à dents** | | 3 50 |
| — | — **pour taches** | 2 50 |
| — | **odontalgique** | 5 » |
| **Teinture pour poudre à dents** | | 2 25 |

EN VENTE :

A PARIS, chez R.-S. FABARON, pharmacien de 1re classe, angle de l'avenue de l'Opéra (36, rue Saint-Roch).

*Pour la province et l'étranger :*

A BERCK-PLAGE (Pas-de-Calais), chez E. BARDIN, pharmacien de 1re classe.

---

*Franco de port et d'emballage pour tout envoi de 10 francs et au-dessus.*

Expédition contre remboursement.

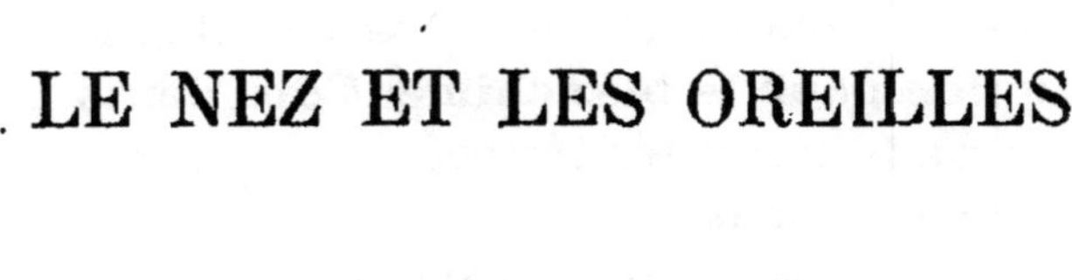

# LE NEZ ET LES OREILLES

## CHAPITRE IV

# LE NEZ ET LES OREILLES

La peau qui recouvre la charpente du nez et les muscles sous-jacents présente des caractères très différents, suivant qu'on l'examine au sommet ou à la base de l'auvent nasal. Au sommet, elle est fine et doublée d'un tissu cellulaire très mobile; vers la base, au contraire, la peau, perdant peu à peu ses caractères de finesse et de délicatesse, devient épaisse et adhérente aux parties sous-jacentes.

Au niveau du lobule et principalement des ailes du nez, elle devient extraordinairement épaisse.

Vers la base du nez, la peau se charge d'un très grand nombre de follicules sébacés annexés à des follicules pileux rudimentaires.

Chez presque tous les sujets, les orifices des

4

follicules sébacés apparaissent sous la forme de petits points noirs. Il est facile par une légère pression de faire sortir par ces points la matière sébacée qui s'échappe alors sous la forme de petits vers.

C'est cette apparence vermiforme qui a donné lieu à l'expression vulgaire : « tirer les vers du nez ».

Les glandes sébacées sont constituées par un amas de cellules glandulaires fortement chargées de gouttelettes graisseuses. Ces gouttelettes deviennent de plus en plus volumineuses et finissent par remplir tout le corps cellulaire à mesure que les cellules se rapprochent de l'orifice de la glande.

Arrivées là, elles se détruisent et leur détritus constitue la matière sébacée.

Les glandes sébacées étaient originairement destinées à contribuer au bon développement du système pileux et à sa conservation. Dans l'espèce humaine, les poils tendent à disparaître peu à peu de presque toute la surface du corps ; mais les glandes sébacées se sont maintenues et servent à assurer la couche graisseuse préservatrice de la couche cornée de l'épiderme.

J'ai jugé nécessaire de donner ici ces

quelques renseignements parce que les glandes sébacées sont particulièrement abondantes sur les ailes du nez, et l'on peut attribuer avec raison à leur présence, la presque totalité des accidents qui viennent nuire à la beauté de cet organe si visible au milieu du visage.

La matière sébacée est rejetée au dehors et le premier résultat de cet état de choses est de tendre à agrandir l'ouverture de sortie, ce qui ne contribue pas à la beauté de la peau.

La matière sébacée se durcit au contact de l'air par oxydation ; de plus, elle offre une surface légèrement gluante, qui retient les poussières qui viennent s'y déposer et former une croûte, origine des points noirs appelés Comédons.

Il en résulte qu'il est indispensable, à une femme soucieuse de sa beauté, de faciliter la sortie de la matière sébacée, et cela, même si sa peau est en parfait état de santé, ce qui, du reste, est fort rare.

Les glandes sébacées faisant originairement partie du système pileux, sont, par cela même, encore sous la dépendance du système sexuel ; c'est pour cette raison qu'il y a toujours chez l'homme comme chez la femme, une augmentation dans la fabrication de la matière sébacée au moment de la puberté.

Chez la femme, à l'âge critique, au moment de la cessation des fonctions des ovaires, quand, perdant en quelque sorte sa raison d'être sexuelle, elle tend à se masculiniser, les poils se mettent à se développer avec plus de vigueur autour des lèvres (moustaches, barbiches) et sur les joues.

Il se produit alors une poussée dans la fabrication de la matière sébacée et les points noirs (comédons) fleurissent de toute part.

Pour résumer, il faut, en ce qui regarde les glandes sébacées :

1° Favoriser l'écoulement de la matière sébacée.

2° Ne jamais laisser la matière sébacée séjourner dans le tube de sortie, et arriver ainsi à en boucher l'ouverture.

3° Enlever la matière sébacée au fur et à mesure de sa sortie, sans lui laisser le temps de séjourner sur les parties voisines qu'elle irrite et enflamme.

Il existe, en effet, un parasite de l'ordre des Acariens, le *Demodex folliculorum,* qui a la déplorable habitude de venir fonder des colonies dans la matière sébacée, son séjour de prédilection. Il y a donc intérêt à ne jamais laisser se former un terrain propice à cet hôte incommode.

Ici se termine la partie théorique qui concerne le nez ; le restant des soins à apporter à cet organe est de même nature que ceux qui se rapportent à la peau en général, spécialement en ce qui regarde l'acné.

## PARTIE PRATIQUE

### 1° Soins journaliers des ailes du nez :

*A.* — Vous frottez soigneusement les ailes du nez avec un tampon d'ouate et de la pommade pour le nettoyage des ailes du nez.

*B.* — Essuyez et lavez à la liqueur savonneuse ; rincez, séchez et passez au liquide alcoolique.

*C.* — Séchez et passez à l'essence huileuse parfumée antiseptique ; essuyez avec un linge doux et poudrez si vous le jugez nécessaire.

2° **Points noirs** (Comédons). — Quand les points noirs sont bien apparents, il faut les enlever mécaniquement, et proceder ensuite sur leur emplacement comme au numéro suivant.

3° **Rouge intense des ailes du nez.** — Cette opération se fait le matin.

*A.* — Procédez au nettoyage comme il est indiqué au numéro 1.

*B.* — Mettez une bonne couche de pâte révulsive forte. Au bout de deux heures, lavez avec un tampon d'ouate, eau bouillie tiède et liqueur savonneuse. Rincer, puis relaver avec un tampon d'ouate trempé dans le liquide alcoolisé. Sécher à la ouate.

*C.* — Une fois les parties sèches, appliquez au tampon une légère couche de pâte adoucissante. Le soir, nettoyez comme à l'ordinaire, passez au liquide alcoolisé et mettez pour la nuit une couche de pâte adoucissante.

**Note.** — Traitement tous les deux jours, jusqu'à disparition de la rougeur.

4° **Rougeur moyenne des ailes du nez.** — L'opération se fait le soir.

Mettez après le nettoyage une couche de pâte revulsive faible et saupoudrez avec la poudre adoucissante antiseptique.

Le lendemain matin, vous nettoyez, passez au liquide alcoolisé et vous mettez pour la journée une couche de pâte adoucissante saupoudrée de poudre adoucissante naturelle.

5° **Ailes du nez huileuses.** — Opération à faire le soir.

Nettoyer, sécher avec soin et appliquer une couche de pâte anti-huileuse que vous laisserez toute la nuit. Le matin, nettoyage, passage au liquide alcoolisé, puis application de pâte adoucissante saupoudrée de poudre adoucissante naturelle.

6° **Coryza.** — Respirer un peu de poudre contre le coryza placée sur un tampon d'ouate.

---

# LES OREILLES

La partie apparente de l'oreille est le pavillon ; vers le centre se trouve un conduit qui est terminé par la membrane du tympan.

On ne prend soin, la plupart du temps, que de nettoyer la partie apparente du pavillon et du conduit.

Aussi il subsiste trop souvent au fond du conduit une couche de matière cérumineuse qui ne peut s'apercevoir de l'extérieur.

Les parois du conduit auditif sont, en effet, parsemées de glandes cérumineuses qui secrètent une matière cireuse jaune foncé, légèrement amère, qu'on appelle : *Cérumen.*

Les bouchons de cérumen se développent lentement, les poussières s'y attachent et lui font acquérir une certaine dureté; d'un autre côté, on se sert souvent, pour nettoyer l'oreille, soit de la serviette tortillée sur elle-même, soit d'un petit bâton entouré d'un linge. En agissant de la sorte, on extrait, il est vrai, une petite partie de cérumen, mais on en repousse une bien plus grande partie dans le voisinage de la membrane du tympan.

Quatre-vingt-dix fois sur cent, un lavage convenablement fait surprendrait, par le résultat qu'il produirait dans la cuvette, bien des personnes qui se croient parfaitement propres.

Des bouchons de cérumen peuvent se développer très rapidement en quelques heures à la suite d'un refroidissement ou d'un coup d'air.

Ils sont alors dus à l'excitation ou l'inflammation des glandes cérumineuses.

La sécrétion se produit rapidement et en grande abondance, et, ne trouvant pas toujours vers l'orifice du conduit un écoulement facile, elle se répand dans la partie profonde du conduit, la remplit, puis se dessèche et durcit peu à peu.

7° **Nettoyage normal des oreilles.** — Les oreilles se nettoient journellement avec de la liqueur savonneuse et de l'eau chaude.

8° **Nettoyage bi-hebdomadaire pour enlever le cérumen.** — Faire deux ou trois injections du liquide pour le nettoyage des oreilles avec une seringue auriculaire.

Avoir soin de tenir la seringue perpendiculairement à la paroi du crâne avec une légère inclinaison vers en haut.

Après ce nettoyage il faut passer dans l'intérieur du conduit une légère couche d'huile antiseptique pour empêcher ledit conduit d'être trop susceptible au froid et aux coups d'air.

### 9° Bouchons de cérumen :

*A.* — Le soir, pour ramollir, placer dans l'oreille un petit tampon d'ouate bien imbibé d'huile antiseptique.

*B.* — Le matin, deux ou trois injections tièdes avec la liqueur pour bouchons de cérumen.

*C.* — Un quart d'heure après, grand lavage à l'eau tiède avec l'irrigateur.

Finir par l'huile antiseptique.

Note importante : Abandonner l'usage très dangereux des curettes.

**10° Douleurs vives dans les oreilles.** — Tremper un petit tampon d'ouate dans la liqueur contre la douleur des oreilles, mettre en place et couvrir avec un tampon d'ouate.

La douleur disparait assez rapidement,

quelque vive qu'elle soit; l'effet calmant dure de 13 à 14 heures.

**11° Rougir le lobe des oreilles.**—Certaines femmes ayant le lobe de l'oreille un peu pâle, le colorent artificiellement au moyen d'un fard; il est préférable de le rougir naturellement.

Verser quelques gouttes de liqueur pour roser les oreilles sur une flanelle et frotter doucement le lobe, essuyez avec soin.

Cette liqueur a l'avantage d'agir préventivement contre les engelures des oreilles.

CATALOGUE DES PRODUITS

DU

# VÉNUS BIBLION

## CHAPITRE IV

## LE NEZ ET LES OREILLES

CHAPITRE IV

# SOINS DU NEZ & DES OREILLES

| | | |
|---|---|---|
| **Liqueur contre la douleur des oreilles.** | 5 | » |
| **— pour le nettoyage des oreilles.** | 3 | » |
| **— pour bouchon de cérumen. . .** | 3 | 50 |
| **— pour roser les oreilles. . . . .** | 2 | 50 |
| **Pâte adoucissante. . . . . . . . . . . . .** | 2 | 75 |
| **— anti-huileuse. . . . . . . . . . . .** | 2 | 75 |
| **— révulsive, faible. . . . . . . . . .** | 3 | 50 |
| **— — forte . . . . . . . . . . .** | 3 | 75 |
| **Pommade pour le nettoyage des ailes du nez . . . . . . . . . . . . . . . . . . .** | 3 | » |
| **Poudre adoucissante . . . . . . . . . .** | 3 | » |
| **— — antiseptique. . . .** | 4 | » |
| **— — colorée . . . . . . .** | 3 | 75 |
| **— contre le coryza. . . . . . . . .** | 4 | » |
| **Solution antiseptique. . . . . . . . . .** | 3 | » |

# LE VISAGE

## CHAPITRE V

# LE VISAGE

**Taches à la figure.** — Elles sont de deux sortes, et ont pour côté commun d'avoir pour cause originelle des troubles de la pigmentation cutanée.

**1° Taches de rousseur appelées « Lentigo » par les médecins.**

Elles se divisent en deux séries :

*A.* — Des taches brunâtres ou grisâtres apparaissant vers l'âge de huit à dix ans, occupant le visage, le cou, les mains et les avant-bras et disparaissant à peu près complètement vers l'âge de vingt à vingt-cinq ans, et ne se montrant plus qu'accidentellement dans la suite sous l'influence de troubles utérins ou après l'exposition prolongée à la chaleur ou au vent.

*B.* — Des taches de colorations jaunâtres plus ou moins accusées (véritables taches de rousseur), occupant les mêmes sièges que les taches de la série A, se montrant dès les premières années, et persistant toute l'existence.

Nota. — On peut faire rentrer dans la série A, les taches appelées « masque de grossesse », et connues en médecine sous le nom de « Chloasma ».

Ces taches résultent de perturbations dans la façon de se comporter des pigments de la peau ; elles sont fortement exagérées par les rayons lumineux et la sécheresse de l'air. La localisation des pigments se trouve sous la couche cornée dans l'épiderme, il en résulte que, pour agir localement sur les pigments, il faudra commencer par désorganiser cette couche pour détruire ensuite des pigments en détruisant l'épiderme.

Ce traitement radical se fait en deux temps.

1er *temps.* — Destruction de la couche cornée et de l'épiderme.

2me *temps.* — Reconstitution de l'épiderme et de la couche cornée.

Il est bon de se rappeler que, comme les taches de rousseur sont inhérentes à la nature de la personne, c'est-à-dire constitutionnelles, les pigments qui les forment ont une tendance à se reproduire, et il arrive malheureusement trop souvent, que la tache reparaît au bout de trois ou quatre mois et que tout est à recommencer.

Comme les pigments viennent du sang, on peut, à la rigueur, agir hémostatiquement sur les extrémités des vaisseaux sanguins, et diminuer l'intensité des taches sinon les empêcher complètement de se reproduire.

Pour conclure, on *peut* obtenir la disparition complète de ces taches, mais c'est à la condition d'*agir énergiquement ;* les traitements anodins ne produisent aucun résultat, et font le même effet qu'un cautère sur une jambe de bois, malgré toutes les belles promesses des prospectus.

Pour les taches prononcées dont on est bien décidé à se débarrasser, la seule méthode à peu près sûre est celle du docteur Kaposi, de Vienne (Autriche).

Il attaque la tache par une compresse de solution corrosive mise à demeure pendant quatre heures. La couche cornée et l'épiderme sont détruits, et il se forme une forte brûlure avec cloches (phlyctènes). On perce les cloches, on procède au pansement, et, huit jours après, l'épiderme est reformé, parfaitement blanc et complètement dépourvu de pigments. La tache n'existe plus.

J'ai rendu cette méthode très pratique et sans danger aucun par le procédé suivant.

Nettoyer parfaitement la figure, puis :

*a*). Vous prenez une capsule en caoutchouc; ces capsules ont la forme d'un chapeau de paille d'homme, elles sont de différentes grandeurs, on doit les choisir de façon à ce que l'ouverture intérieure corresponde à la grandeur de la tache que l'on veut faire disparaître. A l'intérieur de la capsule se trouve un tampon d'ouate hydrophile qui la remplit.

*b*). Du flacon qui contient la solution corrosive, vous versez dans la capsule la quantité de liquide nécessaire pour humecter largement le tampon.

*c*). Vous avez mis dans l'eau bouillante le flacon qui contient la colle pour la peau; vous y trempez un pinceau et passez une couche de colle sur le rebord plat de la capsule.

Penchant la figure, vous mettez la capsule en place et maintenez quelques instants avec la main; quand la prise est faite, vous passez avec le pinceau une nouvelle couche de colle à cheval sur la peau et le rebord de la capsule. Vous laissez en place quatre heures.

Si vous avez la peau très fine et que la douleur soit trop vive, laissez un peu moins de temps.

*d*). Enlever la capsule, qui vient très facilement, en soulevant la pellicule de colle avec un couteau à papier en ivoire bien propre. Vous prenez alors une aiguille et, après l'avoir aseptisée en la passant à plusieurs reprises dans la flamme d'une lampe à esprit de vin, vous vous en servez pour percer les cloches à la base.

*e*). Vous versez dans un petit verre de la solution à pansement, et vous trempez dedans l'extrémité d'une tige garnie à la ouate aseptisée ; vous faites pression avec, sur les cloches pour bien les vider et vous en épongez bien le contenu, toujours avec la tige.

*f*). Vous prenez une autre capsule et en humectez largement la ouate avec la liqueur hémostatique pour pansement. Vous mettez en place à la colle comme la première fois, et laissez en place vingt-quatre heures.

*g*). Le lendemain vous enlevez la capsule, et la remplacez par une autre sur la ouate de laquelle vous avez laissé tomber une couche d'environ deux millimètres de poudre à pansement; laisser quatre jours en place, et, lors de l'enlèvement, tout sera terminé et vous trouverez la peau bien blanche, et en excellent état.

Vous ferez un bon lavage et passerez à l'huile antiseptique parfumée pour renforcer et protéger la couche cornée un peu délicate les premiers jours.

Il y a des personnes dont la peau se cicatrise très lentement; dans ce cas particulier, si, au bout de quatre jours, l'etat de la peau n'était pas parfait, vous laveriez à la solution de pansement et remettriez une nouvelle capsule avec poudre à pansement.

Pour finir cette série, je veux répéter encore que, sans exception, il est absolument impossible de faire disparaître les taches de la peau qui ont pour cause originelle une perturbation constitutionnelle dans les pigments, sans détruire radicalement l'épiderme.

On peut bien empêcher ces taches d'augmenter en les protégeant contre la lumière du soleil et en les défendant contre la sécheresse de l'air par l'emploi des huiles spéciales; on peut même les atténuer par l'emploi judicieux des hémostatiques, mais, quant à les faire disparaître sans détruire l'épiderme, on n'y arrivera jamais.

**2° Taches produites par la lumière du soleil et la sécheresse de l'air ou taches de hâle appelées par les médecins « éphélides ».**

On peut d'abord chercher à éviter leur formation en s'exposant le moins possible à la lumière du soleil, et en garantissant la peau par une couche d'huile antiseptique un peu plus forte qu'à l'ordinaire. Il est même préférable d'employer l'huile décongestionnante contre le hâle.

Maintenant, quand elles sont déjà produites, comme elles n'ont pas, de même que les précédentes, une origine purement constitutionnelle, on arrive souvent à s'en débarrasser par un traitement révulsif simple sans qu'il soit nécessaire de produire la destruction de l'épiderme.

On se contente de désagréger la couche cornée pour agir directement sur l'épiderme.

Comme la rapidité dépend de la finesse de la peau ou plutôt de la couche cornée, je donne ci-dessous trois préparations :

1° *Liqueur contre le hâle peau extra fine ;*

2° *Liqueur contre le hâle peau fine ;*

3° *Liqueur contre le hâle peau ordinaire.*

Procédé :

*a)*. Dégraissez la figure à la liqueur savonneuse avec un tampon d'ouate ; rincez et passez au liquide alcoolique, puis tamponnez pour sécher.

*b)*. Passez avec un tampon d'ouate une couche de liqueur contre le hâle — laissez deux ou trois heures.

*c)*. Lavez à l'eau bouillie ; séchez au tampon ; poudrez avec la poudre adoucissante antiseptique.

*d)*. Avant de se coucher lavez à l'eau bouillie ; séchez au tampon ; passez une couche de pâte adoucissante. Recommencez au bout de deux jours s'il est nécessaire, ce qui est probable et dépendra en grande partie du degré d'intensité du hâle.

Les procédés indiqués dans ce chapitre sur la figure conviennent aussi pour le cou, les bras et les mains.

**Rougeur congestive de la face.** — Il existe une certaine rougeur de la peau qui ne dépend pas, à proprement parler, d'un état local de la peau, mais qui a pour cause un état congestif permanent ou passager du système vasculaire.

Cet état est dû en partie à des causes internes qui seront traitées dans le *Vénus Biblion Hippocratique.*

Pourtant, il existe un traitement local qui trouve place dans ce chapitre.

Si votre figure se congestionne facilement, examinez vos extrémités, particulièrement les pieds; et, s'il sont habituellement froids et humides à peau mate et de couleur pâle, ayez recours au traitement local ci-dessous.

Il faut, pour contrebalancer la congestion de la figure, produire d'autres congestions aux extrémités les plus éloignées, soit, dans ce cas particulier aux mollets et aux pieds.

Procédé :

*a*). Dégraissez les pieds et les mollets avec la liqueur savonneuse; séchez et passez au liquide alcoolique — séchez au tampon.

*b*). Faites une onction avec une très petite quantité de liqueur pour la congestion des extrémités; faites entrer la liqueur en frottant avec un tampon de flanelle, essuyez bien avec de la ouate.

Poudrez à la poudre adoucissante.

**Acnés.** — La plus grande partie des maladies de peau connues sous le nom d'Acnés, n'est pas due à un état propre des glandes sébacées, mais bien à la qualité de la sécrétion de ces glandes.

Il faut bien remarquer que ces glandes sont sécrétoires et, que tout en fonctionnant régulièrement si la matière qui leur est apportée par le sang a des propriétés nocives, il en sera de même des qualités de la matière sébacée, sécrétée par elle.

Si les intestins sont en mauvais état, si l'estomac digère mal, si les glandes digestives de l'estomac et des intestins sont malades, il va se former des produits toxiques appelés toxines qui passeront dans le chyle, puis dans les veines, puis dans les espaces interstitiels, et en fin de compte seront éliminés en partie par les glandes sébacées. Il en résultera que la matière sébacée contiendra des poisons animaux, deviendra toxique et irritera, en les inflammant, les conduits de la glande, les orifices, et les parties avoisinantes de la peau.

La cause originelle des acnés ne nous regarde donc pas, et sera traitée au *Vénus Biblion Hippocratique*, mais nous aurons à nous occuper ici des résultats, c'est-à-dire de l'irritation locale des glandes et des parties environnantes.

La nature de l'acné dépendra de la plus ou moins grande toxicité des matières sécrétées par les glandes sébacées.

Dans le cas où les toxines seront faibles, l'inflammation sera bénigne et ne présentera comme symptôme que de la rougeur simple; si, au contraire, la sécrétion sébacée est très toxique, l'inflammation s'aggravera et ira jusqu'à la suppuration.

Les choses pourront même s'empirer encore si, par manque de soins, on laisse aux microbes la possibilité de venir y fonder leurs colonies, parce qu'alors la suppuration deviendra purulente et virulente.

Une autre complication qui peut créer un état inflammatoire plus profondément situé est celle qui résulte de l'oblitération du canal de sortie, parce qu'alors la matière sébacée, envenimée par les toxines, reste emprisonnée et enflamme les parties voisines et principalement la glande elle-même.

Nous aurons donc affaire à de nombreuses variétés d'acnés, mais, comme elles ont toutes les mêmes causes, les remèdes à y apporter seront tous de même ordre.

Il faudra aussi tenir compte du fait que, comme la sécrétion des glandes sébacées est très augmentée chaque fois que la sexualité entre en jeu, nous aurons à prévoir des poussées d'acnés à la puberté, à l'âge critique, et, en somme, chaque fois que chez la femme se produiront quelques manifestations utérines.

Nous aurons donc quatre *desideratas* à remplir :

1° *Faciliter l'évacuation de la matière sébacée toxique;*

2° *Aseptiser aussi profondément que possible, quand les microbes auront formé leurs colonies;*

3° *Décongestionner les tissus;*

4° *Faciliter la régénération des tissus détériorés.*

**1° Couperose bénigne** OU ROUGEURS VIVES SANS GRANDE INFLAMMATION, SANS SUPPURATIONS NI FORMATIONS DE PETITS FOYERS PURULENTS AVEC CROUTES.

Traitement interne réservé pour le « *Vénus Biblion Hippocratique.* »

TRAITEMENT EXTERNE :

Cette forme bénigne ne nécessite pas l'emploi des révulsifs violents et le traitement suivant suffira presque toujours à redonner à la peau sa fraicheur et sa pureté.

Procédé :

*a*). Lavez la partie malade avec un tampon d'ouate trempé dans la solution antiseptique pour couperose, séchez en tamponnant à la ouate salicylée.

*b*). Avec un autre tampon, passez sur la partie malade une bonne couche de liqueur décongestionnante pour couperose. Placez sur le tout un cataplasme chaud que vous aurez fait avec de la poudre de graine de lin déshuilée.

La poudre de graine de lin est d'abord délayée dans l'eau froide, puis chauffée à feu doux jusqu'à ce que le mélange ait pris une consistance pâteuse.

Pour empêcher la fermentation de la graine de lin, il est indispensable de mêler à l'eau du cataplasme un produit antiseptique ; à cet effet, vous mettrez un paquet d'antiseptique par verre d'eau ordinaire employé à la confection du cataplasme.

Laissez en place toute la nuit. Le matin, lavez à la liqueur savonneuse, rincez, passez au liquide alcoolique, tamponnez, trempez un pinceau dans la liqueur révulsive pour couperose, laissez sécher. Quand la cuisson devient trop vive, lavez au liquide alcoolique, tamponnez, passez à la pommade adoucissante, essuyez légèrement et poudrez.

Recommencez tous les quatre jours jusqu'à parfaite guérison.

Il est indispensable, je le répète, de suivre en même temps un traitement interne ; ici, en agissant localement, je guéris l'effet produit, mais je ne guéris pas la cause du mal.

**2° Couperose grave, rougeur intense, inflammation avec suppuration et croûtes.**

Pour arriver au résultat voulu, avec un topique moins énergique, nous commencerons par ramollir la surface de la peau, et désorganiser à moitié la couche cornée.

*a*). Passez sur les parties malades une forte couche de liqueur antiseptique pour couperose ; appliquez un cataplasme de poudre de graine de lin chaud et laissez en place toute la nuit.

*b*). Le matin, lavez à l'eau bouillie tiède et à la liqueur savonneuse avec une brosse douce (genre brosse à dents), qui aura trempé toute la nuit dans la solution antiseptique. — Rincez soigneusement à la lotion antiseptique avec un tampon d'ouate salicylée, tamponnez.

Si la douleur est trop vive pendant le nettoyage à la brosse, poudrez légèrement avec la poudre analgésique qui fera disparaître radicalement la douleur.

*c*). Passez au tampon une forte couche de liqueur révulsive pour couperose.

*d*). Le soir, lavez comme au paragraphe *b*) et appliquez une couche de pommade adoucissante pour couperose.

Recommencez le lendemain la même série d'opérations, à moins que la douleur ne soit trop vive; en ce cas, reposez un jour ou deux en continuant la pâte adoucissante.

Quand vous êtes arrivé à ramener la couperose grave à l'état de couperose bénigne, vous avez recours au traitement de cette dernière qui figure au n° **1**.

Les acnés sont, en général, très tenaces, et il faut souvent de longs soins pour s'en débarrasser.

Le traitement interne est de rigueur.

3° **Couperose très grave avec suppuration virulente et grosse inflammation des tissus sous-jacents.** — Dans cette classe très grave d'acné, je considère très opportun et presque indispensable de renoncer aux irritants du genre des bichlorures et iodures de mercure, résorcine, soufre à haute dose, acide chrysophanique, etc., etc.

Les tissus sont déjà bien trop enflammés et irrités par les sécrétions toxiques, pour qu'il n'y ait pas imprudence grave à exagérer encore cette inflammation.

Il faut avoir recours aux moyens mécaniques pour débarrasser la partie malade des sécrétions qui l'empoisonnent, et le meilleur moyen est d'avoir recours à une différence de pression, c'est-à-dire aux ventouses qui aspirent au dehors les matières nocives.

On peut remarquer que cette méthode est en usage chez les peuples sauvages qui, quand ils ont à soigner une mauvaise plaie suppurante, ont le courage d'y appliquer les lèvres et de débarrasser la plaie des matières mauvaises en aspirant fortement; ils arrivent ainsi à des guérisons parfaitement rationnelles, quoique ce traitement soit peu mis en pratique par la médecine moderne.

PROCÉDÉ :

*a*). Le soir, un cataplasme pour ramollir comme au numéro précédent.

*b*). Le matin, nettoyage de la plaie par des pulvérisations tièdes de solutions d'antiseptique pour couperose. Pose de ventouses. Nettoyage au pulvérisateur. S'il paraît nécessaire, recommencez l'opération une seconde fois.

*c*). Tamponnage à la ouate salicylée et application de liqueur décongestionnante pour couperose.

Au bout de quarante-huit heures, si la suppuration virulente apparaît de nouveau, recommencer l'opération précédente, sinon, continuer les applications de liqueur décongestionnante pour couperose, jusqu'à parfaite guérison. Quand la douleur est très vive, poudrer avec la poudre analgésique.

**4° Gros boutons avec point blanc au centre.**

PROCÉDÉ :

*a*). Le soir, passer une couche d'huile antiseptique pour couperose et appliquez une capsule cataplasmique pour amener le ramollissement.

*b*). Le matin, enlevez la capsule, laver à la solution antiseptique pour couperose ; appliquer l'aspirateur en verre et vider complètement le bouton.

*c*). Lavez à la solution antiseptique pour couperose et appliquez une capsule d'ouate imbibée de liqueur hémostatique.

*d*). Vers midi, enlevez la capsule, laver comme ci-dessus, appliquer une légère couche de liqueur décongestionnante pour couperose, et poudrer à la poudre pour couperose.

L'aspirateur en verre n'est autre qu'une très petite ventouse avec boule en caoutchouc; quand on presse un bouton avec les doigts, la moitié de la matière purulente jaillit au dehors, mais l'autre moitié fuse à l'intérieur des tissus et communique la contagion dans le voisinage. C'est pour cette raison qu'un bouton va rarement tout seul et est, généralement, suivi par plusieurs autres.

### 5° Laver la figure.

Cette opération est importante; il ne faut pas mettre la liqueur savonneuse à même la peau du visage.

Vous versez un peu de la liqueur dans un verre avec de l'eau chaude ; vous battez pour faire mousser, vous enlevez la mousse avec un tampon d'ouate et vous vous en servez pour le nettoyage de la figure.

Rincer à l'eau tiède ; séchez en tamponnant.

Après cette opération, vous faites une forte lotion avec la « Lotion de Fraicheur » indispensable pour maintenir la peau en parfait état.

Ensuite vous essuyez doucement avec un linge fin, puis vous arrangez votre figure comme vous en avez l'habitude.

La meilleure habitude serait d'en rester là sans rien ajouter, ni poudre, ni fard, ni quoi que ce soit.

---

CATALOGUE DES PRODUITS

DU

# VÉNUS BIBLION

## CHAPITRE V

## LE VISAGE

CHAPITRE V

# SOINS DU VISAGE

| | |
|---|---|
| **Colle pour la peau** . . . . . . . . . . . . | 2 50 |
| **Liqueur antiseptique pour couperose** . . | 3 25 |
| — **contre le hâle, marque A** . . . | 5 » |
| — — **marque B** . . . | 5 50 |
| — — **marque C** . . . | 6 » |
| — **décongestionnante contre le hâle** | 5 » |
| — **décongestionnante pour couperose** . . . . . . . . . . . . . | 3 25 |
| — **hémostatique pour pansements** | 3 25 |
| — **pour la congestion des extrémités** . . . . . . . . . . . . | 3 75 |
| — **révulsive pour couperose** . . . | 3 50 |
| **Lotion de fraîcheur** . . . . . . . . . . . | 5 » |
| **Liquide révulsif pour couperose** . . . . | 3 50 |
| **Paquets d'antiseptique pour cataplasme, la douzaine** | 2 » |
| **Poudre à pansements** . . . . . . . . . . | 3 75 |
| — **analgésique pour couperose** . . | 5 » |
| **Solution à pansement pour taches de rousseur** . . . . . . . . . . . . . . . . | 3 50 |
| **Solution antiseptique pour couperose** . . | 3 25 |
| — **corrosive** . . . . . . . . . . . | 2 50 |

# LES RIDES

## CHAPITRE VI

# LES RIDES

Il y a deux sortes de rides très distinctes les unes des autres.

La première classe a pour origine des mouvements musculaires la plupart du temps involontaires; la seconde, une diminution à la fois dans le volume des tissus et l'élasticité de la peau.

Quand, par suite de diminution de volume, la peau est devenue superficiellement trop grande pour l'organe à envelopper, il est facile de comprendre qu'elle doit se plisser, surtout si elle a perdu le peu d'élasticité dont elle est pourvue.

**1re classe :**

Les rides de cette première classe devraient bien plutôt s'appeler des plis, car elles ne sont,

6.

à proprement parler, que la production en petit des grands plis de la peau qui résultent des mouvements du corps et des membres.

Le vrai type de cette première classe est le pli horizontal du front qui survient à la suite de l'habitude de froncer les sourcils.

A la peau est attachée une multitude de petits muscles, qui permettent son mouvement dans une infinité de modes différents, et c'est à ces mouvements que sont dus les jeux de physionomie qui donnent au visage son expression et sa vie.

Le mouvement répété et devenu habituel, laisse des traces de son action, et quand la figure est au repos, la peau se trouve plissée aux endroits correspondants, tout comme un papier plié, puis étalé de nouveau, laisse apercevoir l'empreinte du pliage.

Ces sortes de rides sont impossibles à guérir si l'on ne guérit pas tout d'abord la cause qui a produit le mal, c'est-à-dire l'habitude de tel ou tel mouvement.

Il est facile de comprendre que, si une femme a l'habitude de froncer les sourcils, il est absolument inutile de chercher à effacer les plis qui en sont le résultat, avant de lui avoir fait perdre sa mauvaise habitude, puisque chaque fois qu'elle froncera ses sourcils, elle viendra défaire le petit résultat péniblement acquis.

Il en serait de même d'une femme qui aurait l'habitude de cligner les yeux : inutile encore de pallier aux plissements qui en sont les résultats avant d'en avoir guéri la cause.

Nous laisserons donc complètement de côté cette première classe pour ne nous occuper que de la seconde.

**2e classe :**

Ces rides ont habituellement pour cause l'âge et exceptionnellement des états maladifs ayant produit des différences de volumes sensibles dans les tissus.

Quand c'est l'âge qui a produit les rides, le problème est à son maximum de difficultés et cela pour les deux raisons suivantes :

Premièrement, parce que la peau moins vigoureuse a perdu de son élasticité.

Deuxièmement, parce que les tissus sous-jacents, moins vigoureux que chez un sujet jeune, ont moins de force pour se régénérer et reprendre ainsi leur volume primitif.

Il en résulte que, quand on cherche à faire disparaître en partie ou en totalité les rides causées par l'âge, il faut arriver à un double résultat.

1° Rajeunir la peau pour lui redonner l'élasticité qui lui manque.

2° Rajeunir les tissus pour leur communiquer la force génératrice suffisante pour arriver à reproduire le volume primitif.

Il est donc aussi évident, *à priori*, que le travail sera double et devra comprendre ;

1° Un traitement interne de suralimentation et de revivification.

2° Un traitement externe avec action directe sur la peau elle-même et sur les tissus sous-jacents pour y amener l'excès de nourriture fourni par la suralimentation et spécialement destiné aux tissus de l'organe dont il s'agit d'augmenter le volume.

Cette mise au point du problème à résoudre et le simple aperçu que je viens de faire et que je m'apprête à compléter tout à l'heure, permet déjà de se rendre compte du peu de confiance qu'on peut avoir dans la masse des produits offerts à la crédulité des femmes par les nombreux fabricants d'anti-rides établis aux quatre coins de Paris.

Pour me servir de mon expression favorite,

c'est plus que jamais un cautère sur une jambe de bois.

Sous mille noms différents, latins, grecs ou chinois, c'est toujours et toujours l'éternel Alun et l'éternel Tanin qui, produisant sur la peau une sensation de constriction, procurent à la pauvre crédule l'illusion que la disparition de ses rides est en bonne voie.

Ce n'est pas que je nie l'action réelle produite sur la peau par ces deux produits qui, dans certains cas (pas pour les rides), peuvent rendre quelques services quand ils sont judicieusement employés ; mais, prétendre guérir les rides uniquement en tannant la peau, c'est-à-dire revivifier la peau en la faisant mourir, vous m'avouerez que c'est un petit peu bien se payer la tête de ses clientes tout en empochant leur argent.

Pour en revenir à mon sujet, à mesure que viennent les années, trois causes principales viennent concourir à la formation des rides et, comme il nous faudra remédier à ces causes, il n'est que juste de commencer par les exposer.

Nous avons :

1° *Amaigrissement ou perte dans le tissu adipeux;*

2° *Affaiblissement de la force régénératrice des tissus ;*

3° *Perte de l'élasticité de la peau.*

La première de ces trois causes peut arriver à tout âge ; aussi est-ce celle que nous allons étudier tout d'abord.

Une règle absolue sur laquelle j'appelle tout particulièrement l'attention de mes lectrices, c'est qu'il ne faut jamais commencer un traitement ayant pour but de se faire maigrir, sans soumettre la peau à un traitement parallèle, destiné à lui permettre de suivre le mouvement des tissus sous-jacents, en se rétractant proportionnellement à la diminution de volume du corps qu'on cherche à obtenir par l'amaigrissement. Si on ne prend pas cette précaution, gare aux rides qui ne tarderont pas à survenir.

Ce que je viens d'expliquer est bien simple, bien logique et bien naturel, et pourtant jamais personne n'y pense, pas plus les médecins que leurs clientes !

Il en est de même, du reste, de bien d'autres choses, car en notre fin de siècle d'intellectualité factice, le bon sens n'est ni à la mode, ni à l'ordre du jour.

Les lectrices trouveront à la partie pratique

les renseignements nécessaires pour se traiter à cet égard.

Mais on ne maigrit pas toujours volontairement. Il y a mille causes dans la vie qui produisent ce résultat : les maladies, les chagrins, les préoccupations, etc..., etc...

Dans ces derniers cas, il y a la différence qu'on s'efforcera de réengraisser après.

En effet, dans le premier cas on aspire à passer d'un état actuel à un état nouveau, auquel on veut rester définitivement, tandis que dans l'autre cas, maigrissement involontaire, quand on passe de l'état actuel au nouvel état, on n'a pas l'intention d'y rester, mais, bien au contraire, de faire tous ses efforts pour revenir au plus vite à l'état primitif.

Donc, dans ce dernier cas, il est inutile de faire subir aucun traitement à la peau.

Je prends maintenant le cas d'une femme jeune encore qui s'est fait maigrir sans prendre de précautions et qui cherche à faire disparaître les rides qui en ont été la conséquence.

Il faut d'abord que je vous apprenne qu'immédiatement sous la peau, dans presque toutes les parties du corps, règne une couche de tissu graisseux appelée par les médecins *pannicule adipeux ;* cette couche est plus ou moins épaisse aux différentes parties du corps. Ainsi, pour vous donner une idée, à l'état normal le pannicule adipeux possède comme épaisseur :

A la partie postérieure du cou, de 1 à 2 centimètres ;

Au creux de l'aisselle, de 1 à 4 centimètres ;

Autour des seins, de 2 à 4 centimètres ;

Au pli de l'aine et autour du pubis, de 1 à 2 centimètres ;

Sur les côtés et en arrière au même niveau, de 1 à 4 centimètres ;

Sur la face interne des cuisses, de 1 à 4 centimètres, etc..., etc...

Ce sont les augmentations d'épaisseur de cette couche, le pannicule adipeux, qui constituent l'engraissement. Ce phénomène a lieu par suite de ce que les cellules adipeuses qui forment le pannicule adipeux, grossissent par suite de l'augmentation des gouttelettes graisseuses contenues dans leurs vésicules.

Quand, au contraire, l'amaigrissement se produit, c'est parce que les gouttelettes graisseuses diminuent dans les vésicules, où elles sont remplacées par un liquide incolore qui, lui-même, est résorbé peu à peu.

Il en résulte que, dans le commencement de l'amaigrissement, qui correspond à la perte en graisse des vésicules, le volume du corps ne diminue pas, parce que le liquide incolore prend la place des gouttelettes graisseuses ; seulement, les chairs, au lieu de rester fermes, deviennent molles, le liquide incolore ne pouvant leur donner la même consistance que les gouttelettes graisseuses.

Cet état de manque de fermeté des chairs indique donc que les gouttelettes graisseuses commencent à être remplacées par le liquide incolore.

La diminution de volume ne vient qu'après, lors de la résorption du liquide incolore.

Ce que je viens d'expliquer le plus clairement que j'ai pu, a une importance capitale pour la femme, en ce que cela la met à même de juger du moment où elle doit intervenir, si elle veut conserver sa beauté.

Quand les chairs commencent à manquer de fermeté, c'est un signal qu'il ne faut pas négliger.

On appelle vulgairement *mauvaise graisse,* l'état qui est caractérisé par le remplacement progressif des gouttelettes graisseuses par le liquide incolore.

Un phénomène curieux, et qu'il est important de noter ici, c'est que, pour que les vésicules puissent se remplir de nouveau de gouttelettes graisseuses et communiquer ainsi de la fermeté aux chairs, il faut auparavant qu'elles se débarrassent du liquide incolore qui les remplit. Il en résulte qu'il faut donc commencer par maigrir par résorption du liquide incolore avant de pouvoir acquérir la quantité de bonne graisse nécessaire au raffermissement des chairs.

C'est l'ignorance de ce principe absolu qui empêche les quatre cinquièmes des femmes de reconquérir la fermeté des chairs qu'elles ont perdue.

Il y a donc un traitement à suivre pour faire disparaître les rides par le raffermissement des chairs, ce qui produit un double avantage.

Dans ce traitement, on commence par maigrir; mais cette nouvelle façon de maigrir ne peut ni ne doit être obtenue par les procédés ordinaires, sous peine d'arriver à un résultat diamétralement opposé à celui qu'on cherche.

Le but qu'il faut atteindre est de hâter la résorption du liquide incolore, c'est-à-dire qu'il faut agir par traitement local.

Du reste, je donne dans le *Vénus Biblion Hippocratique*, des procédés spéciaux pour amener l'amaigrissement dans d'excellentes conditions.

Nous allons parler maintenant des deux derniers cas qui, à proprement parler, n'en font qu'un.

Les rides, amenées naturellement par l'âge, résultent de deux actions parallèles et rétrogrades ; la perte de vitalité des tissus sous-jacents qui s'atrophient et la perte d'élasticité de la peau.

Je ferai remarquer, tout d'abord, que les femmes qui se sont beaucoup servies des eaux pour la beauté et, spécialement des variétés connues sous le nom d'Antirides, vieillissent très vite de visage, par suite de ce que les topiques (tanin et alun) qu'elles ont appliqués sur leur peau, ont hâté la mort des tissus au lieu de les revivifier.

C'est le sang qui apporte aux cellules du corps la nourriture journalière, et ce sont les extrémités nerveuses qui, par leur action réflexe sur les vaisseaux, c'est-à-dire sur tout le système vasculaire, facilitent l'arrivée de la nourriture jusqu'à la partie inférieure de la couche cornée de la peau.

Quand l'extrémité des nerfs commence à s'endormir, la distribution sanguine se ralentit par manque d'excitation des réflexes et la nourriture apportée aux cellules devient insuffisante.

Ce qu'il importe donc avant tout, c'est de réveiller les extrémités nerveuses qui tendent à s'endormir ; or, les drogues de toutes sortes vendues par les marchands de beauté, produisent toutes l'effet contraire.

J'ai, dans mes collections, des séries entières de catalogues de produits féeriques pour la peau qui sont, en vérité, de la part de leurs auteurs, des merveilles d'imagination et dans leur genre d'admirables chefs-d'œuvre.

Il y en a qui vendent 40 et 60 francs, sous le nom d'Antirides, des petits morceaux de toile qui valent bien dix sous, et sur lesquels ils ont appliqué à la quatre-six-deux un mélange de cire, d'huile, d'alun et de tanin ; et il y a des femmes qui dorment ou plutôt qui essayent de dormir avec ce masque d'horreur sur la figure !

Comment n'ont-elles pas assez de bon sens pour comprendre que cet empâtage cireux bouche les glandes sébacées et les glandes sudoripares, et que, ne contenant que de l'alun et du tanin, il ne peut que leur tanner la peau, comme celle d'une vieille momie égyptienne?

Tous ces produits achèvent fatalement ce que la nature et le manque de soins intelligents ont déjà commencé.

Mieux vaudrait cent fois pour elles utiliser le vieux procédé qui consiste à se frotter vigoureusement la peau avec de la neige pour ramener la circulation à fleur de peau et revivifier les chairs, ça leur ferait cent fois plus de bien et ça leur coûterait moins cher.

Il n'y a pas deux manières de combattre les rides produites par l'âge, et ce n'est certes pas celle qui consiste à tanner la peau avec de l'alun et du tanin, qui est la bonne. Mais voilà, l'application de ces deux produits sur la peau produit une sensation de constriction et de resserrement, et alors les femmes s'imaginent que cela leur tend à demeure la peau sur la figure ef fait ainsi disparaître les rides. Mais cette sensation est purement illusoire et l'effet réel produit est bien loin du but à atteindre. En somme, pour arriver à diminuer d'abord, pour supprimer ensuite les rides produites par les années, il faut :

1° Fournir au corps une nourriture excellente de façon à permettre aux glandes des parois de l'intestin de fabriquer dans des conditions parfaites un chyle de toute premiere qualité.

(Ce traitement d'ordre interne sera décrit tout au long au *Vénus Biblion Hippocratique*).

2° Produire par une action locale un appel qui

détermine l'arrivée du liquide nourrissant en quantité surabondante vers le tissu à régénérer de façon à gaver les cellules.

3° Réveiller le système nerveux prêt à s'endormir :

*A.* — Par une action locale sur les extrémités nerveuses.

*B.* — Par une action intense sur les centres moteurs.

## PARTIE PRATIQUE

Opération du premier jour :

*a*) Le soir, laver à la liqueur savonneuse, rincer à l'eau bouillie ; tamponner, passer au liquide alcoolique, tamponner.

*b*) Passez sur les parties ridées avec un pinceau une couche de liquide préparateur pour rides, laissez sécher.

*c*) Le matin, lavez au liquide alcoolique, poudrez à la poudre adoucissante.

Opération du deuxième jour :

*a*) Le soir, lavez au liquide alcoolique, tamponnez, séchez bien en essuyant.

*b*) Versez quelques gouttes d'essence pour

les rides sur une flanelle et frottez les parties ridées, essuyez avec un tampon d'ouate.

*c*) Le matin, lavez à la liqueur savonneuse, rincez à l'eau bouillie, tamponnez, séchez bien et passez à l'essence antiseptique parfumée.

Le troisième jour, laissez reposer.

Le lendemain soir, recommencez; l'huile pour les rides est appliquée tous les trois jours.

Quand les parties ridées deviennent trop sensibles, suspendez le traitement pendant quelques jours.

CLASSIFICATION DES PRODUITS POUR RIDES :

| | | |
|---|---|---|
| Jeunes femmes dont les rides sont survenues | à la suite de maladies. . . . . | Marque AA faible.<br>Marque AA forte. |
| | à la suite d'amaigrissement trop rapide. . . . . . | Marque BB faible.<br>Marque BB forte. |
| Femmes d'un certain âge (rides naturelles).. . . | rides moyennes. . | Marque HH faible.<br>Marque HH forte. |
| | rides profondes. . | Marque MM faible.<br>Marque MM forte. |

CATALOGUE DES PRODUITS

DU

# VÉNUS BIBLION

---

## CHAPITRE VI

## LES RIDES

## CHAPITRE VI

# RIDES

| | | | | |
|---|---|---|---|---|
| **Essence pour les rides,** | marque AA, faible | 8 | » |
| — — | marque AA, forte. | 9 | » |
| — — | marque BB, faible | 10 | » |
| — — | marque BB, forte. | 11 | » |
| — — | marque HH, faible | 12 | » |
| — — | marque HH, forte. | 13 | » |
| — — | marque MM, faible | 14 | » |
| — — | marque MM, forte. | 15 | » |
| **Liquide préparateur** pour rides, | marq. AA | 5 | » |
| — — — | marq. BB | 5 | 50 |
| — — — | marq. HH | 6 | » |
| — — — | marq. MM | 6 | 50 |

EN VENTE :

A Paris, chez R.-S. FABARON, pharmacien de 1re classe, angle de l'avenue de l'Opéra (36, rue Saint-Roch).

*Pour la province et l'étranger :*

A Berck-Plage (Pas-de-Calais), chez E. BARDIN, pharmacien de 1re classe.

---

*Franco de port et d'emballage pour tout envoi de 10 francs et au-dessus.*

Expédition contre remboursement.

# LES MAINS ET LES PIEDS

## CHAPITRE VII

# LES MAINS ET LES PIEDS

---

### PREMIÈRE PARTIE

### LES MAINS

Les trois ennemis naturels de la blancheur et de la douceur des mains, sont : la lumière, l'eau et la sécheresse de l'air; on peut y ajouter, non sans raison à l'appui, les mauvais savons et les mauvaises pâtes, royales, ecclésiastiques ou laïques.

**1° Garantir les mains.** — La meilleure garantie est l'usage des gants; mais il y a gants et gants, comme il y a fagots et fagots.

La mode des gants de chevreau qui tendent à coller sur la peau pour modeler les formes de la main, est très regrettable à beaucoup de points de vue.

Au point de vue de la beauté, cette mode est déplorable ; car, en général, les femmes, quelque petites que soient leurs mains, essayent toujours de les rapetisser encore par l'emploi de gants trop étroits. Alors, au lieu de pouvoir admirer librement cette tant jolie chose qu'est la main féminine, on n'a plus devant les yeux que des petits boudins étriqués avec des bourrelets, qui ressortent d'un poignet congestionné !

Deuxième conséquence : les femmes, pendant leurs visites, n'ôtent jamais leurs gants et on ne voit plus leurs mains ; et quand par hasard elles sont obligées de les enlever, elles ont tant de mal, qu'elles en deviennent toutes gauches, parce qu'elles ne veulent pas avoir l'air de s'être trop serrées, leur figure se congestionne et les pauvres deviennent toutes rouges sous les efforts multipliés auxquels elles se livrent, pour tirer de leur prison leurs mignonnes petites menottes.

J'excuse les femmes qui ont des mains de cuisinières, mais je déclare impardonnables celles qui en ont de jolies.

La vraie femme à tempérament esthétique,

n'emploiera jamais que de la peau de daim ou de chamois, avec la peau encore plus fine et plus douce à l'intérieur qu'à l'extérieur, parce qu'elle considère les gants comme une protection pour ses mains et non pas comme une parure.

Ses gants seront tellement larges, qu'en les tirant rien qu'avec deux doigts par le bout, ils s'enlèveront tout seuls; elle pourra les remettre avec la même facilité; elle laissera aux grotesques le suçage des doigts, pour permettre d'enfiler affreusement des gants trop étroits à de grosses vilaines mains.

Elle reviendra au gant crispin, qui donne aux femmes un petit chic si gentiment cavalier.

Elle affichera bien haut, par sa façon de faire, que ses gants sont des enveloppes destinées à protéger le trésor de ses jolies mains et non pas un instrument de supplice destiné à en dissimuler la laideur.

Elle portera toutes ses bagues et à peine entrée dans un salon, s'empressera de se déganter, pour permettre à ses flirts de venir baiser ses jolies mains.

Il est évident que toutes celles qui ont de vilaines extrémités s'efforceront de lutter contre cette nouvelle mode pour ne pas avoir à étaler leurs battoirs, mais qu'importe aux autres!

La pudeur, ô mes lectrices, vous oblige à nous cacher bien assez de jolies choses, pour que vous nous laissiez au moins jouir des spectacles permis!

Les gants serrés, même sans être trop étroits, ont l'inconvénient grave d'empêcher la circulation du sang, de ne pas protéger contre le froid et de prédisposer aux engelures et aux rides précoces.

En somme, les gants de chevreau n'ont que des inconvénients et pas un avantage.

Leur suppression s'impose donc ; seulement, il devient alors indispensable d'avoir de jolies mains, et c'est ce dont nous allons nous occuper.

2° **Lavage des mains.** — Les mains, tout comme le restant du corps, doivent rester le moins de temps possible en contact avec l'eau, qui ne doit servir qu'à les nettoyer et non pas à les baigner.

*A.* — Passage à la liqueur savonneuse.
*B.* — Nettoyage à la ouate hydrophile.
*C.* — Rinçage à l'eau *propre* tiède, tampon-

nage (on ne doit pas rincer avec de l'eau de savon).

*D.* — Passage au liquide alcoolique parfumé; essuyer avec un linge fin.

*E.* — Passage à la liqueur pour les mains, indispensable pour adoucir et blanchir la peau; essuyer très soigneusement avec un foulard ou une flanelle.

Les savons sont tous mauvais ; l'enveloppe en papier doré ou glacé, les boîtes décorées, le moussage, le parfum ne signifient rien du tout. La qualité chimique du savon importe seule ; or, tous les savons qu'on vend dans la boutique la plus pauvre comme dans la boutique la plus riche, chez l'épicier du coin comme chez le pharmacien anglais à la mode, tous, je le répète, sans exception, possèdent un excès de soude et sont funestes à la beauté de la main.

3° **Mains rouges.** — Cette question, comme les suivantes, a été traitée théoriquement au chapitre I^er : de la peau ; je n'y reviendrai donc pas, et passerai directement à la pratique.

Le soir, après nettoyage, alterner les applications de liqueur hémostatique pour les mains et de liqueur épaississante pour les mains.

4° **Peau rugueuse.** — Voir chapitre I, au polissage de la peau.

5° **Peau trop mate :** *A.* — Passage des mains à la poudre à amincir (chap. I).

*B.* — Immédiatement après, passer les mains à la liqueur révulsive pour mains.

6° **Roser la peau.** — Voir au chapitre I.

7° **Taches.** — Voir au chapitre V : du visage.

8° **Engelures.** — On ne peut pas guérir les engelures une fois qu'elles se sont produites ; mais on peut les empêcher de se produire, ce qui vaut infiniment mieux ; seulement, il faut, pour cela, s'y prendre longtemps d'avance et avoir une persévérance de Hongrois.

Les engelures proviennent d'un manque de circulation dans les extrémités, suivi, au premier contact du froid, par une congestion résultant d'une action reflexe non suivie du résultat voulu.

Le traitement doit commencer au mois d'août pour les cas ordinaires et encore plus tôt pour les cas graves.

**Traitement :** Trois fois par jour, trempez les mains et les pieds dans de l'eau tiède (environ

30 à 35°), dans laquelle vous aurez versé une cuillerée à soupe du liquide préventif contre les engelures, par quatre litres d'eau ; ne ressortir les mains ou les pieds que lorsqu'ils sont rouges comme des tomates et que la douleur sera devenue trop vive pour pouvoir la supporter davantage. Immédiatement, tamponnez, passez au liquide alcoolique, essuyez et passez à la liqueur adoucissante.

Pour le traitement des engelures une fois produites, il est impossible de recommander un remède *à priori*, parce qu'il y a autant de formes d'engelures que d'individus, ce qui fait que le remède qui fait du bien à l'un, fait du mal à l'autre.

Il n'existe pas de spécifique contre les engelures en général, et comme je me suis fait un principe de ne jamais intervenir à faux, je n'en citerai aucun.

Tout ce que l'on peut faire est de soulager un peu le malade.

On peut faire disparaître les démangeaisons par des applications répétées de liqueur hémostatique pour engelures.

On aura soin de prendre des précautions d'antiseptie.

En cas de suppuration, on évitera le contact

de l'air par les applications d'huile antiseptique, etc., etc.

9° **Verrues.** — On arrive maintenant à se débarrasser facilement des verrues. Il existe un traitement interne que je donnerai au *Vénus Biblion hippocratique*, et un traitement externe que je vais indiquer :

PROCÉDÉ :

*A.* — Lavez la verrue à la liqueur savonneuse, rincez, tamponnez, passez au liquide alcoolique, tamponnez.

*B.* — Passez au pinceau une couche de colle à la Bassorine autour de la verrue, mais sans toucher la verrue.

*C.* — Prenez de la gelée contre les verrues avec une petite spatule, et couvrez-en complètement la verrue.

*D.* — Prenez un top-cap (sorte de petite capsule en caoutchouc), et coiffez-en la verrue comme d'un chapeau. La couche de Bassorine colle les rebords du top-cap sur la peau et la maintient en place. Laissez vingt-quatre heures.

Renouvelez jusqu'à disparition complète de de la verrue.

Traitez de même façon les durillons.

**10° Les ongles.** — L'ongle est une continuation de la couche cornée de la peau qui s'est épaissie et durcie.

La partie la moins épaisse de l'ongle est la partie qui touche à la peau et forme une sorte d'auréole appelée *lunule*.

A partir de la lunule, l'ongle a la même épaisseur jusqu'à son extrémité, mais il s'amincit un peu des deux côtés.

La partie qui se trouve en arrière de la lunule et cachée par la peau, se nomme la *rainure unguéale*.

La partie postérieure de la rainure unguéale et la lunule forment la racine ou matrice de l'ongle, et c'est de cet endroit que procède son accroissement.

L'ongle s'accroît continuellement d'arrière en avant; il est formé par des couches sécrétées par la matrice.

**1° Croissance.** — L'ongle croît d'environ un millimètre par semaine; il ne faut jamais couper les ongles; il faut se contenter de les limer, parce qu'en les coupant on risque de les fendre.

En tout cas, si on veut les couper, il faut avoir soin de les faire tremper préalablement dans l'eau tiède au moins cinq minutes.

2° **Dégager la lunule.** — On doit voir très distinctement la lunule des ongles.

Non-seulement au pouce, mais aussi à tous les autres doigts. Il faut avoir soin de toujours repousser en arrière la partie de peau à peu près morte qui tend à grimper continuellement le long de la surface supérieure de l'ongle, en couvrant la lunule.

Il faut détacher la peau en glissant par en dessous un petit instrument d'ivoire à bord mousse.

Pour empêcher qu'elle ne recolle, on polit la lunule au gras comme je vais l'expliquer tout à l'heure.

3° **Polir les ongles.** — Les ongles doivent être polis ; mais on se trouve ici en face d'une difficulté assez grande, parce que le polissage à sec dessèche l'ongle et le rend cassant ; de plus, la chaleur dégagée par le polissage détermine quelquefois des inflammations de la couche inférieure de l'ongle.

*A.* — **Dressage de la surface.** — Il arrive presque toujours que la surface de l'ongle n'est pas parfaitement unie, car il se forme souvent des lignes longitudinales, un peu plus épaisses ue l'ongle, et qui débordent sa surface.

Il est indispensable de rabattre ces dénivellations avant de commencer le polissage.

Il faut attendre, pour le faire, que l'ongle soit bien sec, et opérer de préférence le matin avant d'avoir trempé les mains dans l'eau.

Le dressage de la surface se fait dans le sens de la longueur d'avant en arrière en appuyant très légèrement avec une lame d'acier. On doit enlever le minimum possible.

*B.* — **Polissage des ongles.** — Mettez dans un godet, gros comme un pois de pâte à polir les ongles ; versez dessus quelques gouttes d'huile à polir ; mélangez bien. Prenez un petit peu du mélange avec un polissoir en dragon-wood, et polissez soigneusement toutes les parties. Avec l'instrument le plus mince vous polissez la lunule sous la partie libre de la peau pour empêcher qu'elle ne s'attache.

L'opération terminée, nettoyez bien avec une brosse très douce trempée dans la liqueur savonneuse — rincez à l'eau tiède ; tamponnez, passez au liquide alcoolique ; essuyez et laissez sécher.

Alors, avec le polissoir en peau de daim sur lequel vous avez mis gros comme une tête d'épingle de poudre à polir, vous frottez légèrement pour obtenir un beau poli. Nettoyez la poudre qui peut rester avec une brosse et donnez un dernier coup avec un second polissoir où il n'y a pas de poudre.

Le soir passez sur les ongles une très légère couche d'essence parfumée pour conserver les ongles, et essuyez à la flanelle. Cette application d'essence parfumée est indispensable à la beauté des ongles.

Il est très joli de polir aussi l'extrémité de l'ongle par le dessous, c'est-à-dire le bout extrême du côté du bout du doigt du côté de la paume de la main. Je recommande beaucoup ce raffinement parce qu'il empêche le dessous de l'ongle de se salir, et on a ainsi les ongles toujours propres.

*C.* — **Nettoyage des ongles par en dessous.** — La brosse à ongles est un instrument de torture qui ne doit jamais figurer dans le nécessaire d'une jolie femme un peu soucieuse de la beauté de ses mains.

Les ongles se nettoient par en dessous avec un pinceau demi-dur trempé dans la liqueur savonneuse, — on rince; on passe au liquide alcoolique parfumé, puis, quand l'ongle est bien sec, on polit par en dessous avec un instrument spécial.

## DEUXIÈME PARTIE

## LES PIEDS

Ce qui vient d'être dit au sujet de la peau et des ongles s'applique aussi bien aux pieds qu'aux mains.

Nous n'aurons donc pas à y revenir.

**1° Les pieds froids.** — Certaines femmes ont habituellement les pieds froids. Il est urgent de remédier à cet état de choses, car, comme il y a toujours en même temps une légère tendance à la transpiration, les pieds restent continuellement froids et humides, et deviennent aussi la source de nombreuses indispositions.

TRAITEMENT :

Le soir, après lavage à la pâte savonneuse, rincez, passez au liquide alcoolique et frottez avec une flanelle humectée avec quelques gouttes de liqueur pour réchauffer les pieds ; — essuyez.

**2° Transpiration des pieds.** — Elle doit être évitée, d'autant plus, qu'étant données les poussières de l'air, il se forme toujours entre les doigts de pied une sorte de pâte qui devient le séjour de prédilection de certains parasites qui sécrètent une odeur aussi pénétrante que peu agréable à respirer.

TRAITEMENT :

Bains de pieds journaliers (mais le soir seulement) pareils à ceux qui sont indiqués comme moyen préventif contre les engelures.

Le matin, mettre entre les doigts de pied un peu de poudre contre la transpiration des pieds.

3° **Cors.** — Je n'ai pas la prétention de lutter contre l'habitude de porter des chaussures trop étroites, car j'ai horreur de prêcher dans le désert ; pour la question des gants, j'avais, pour plaider pour moi, le désir de faire admirer de jolies mains, mais comme dans notre cas il n'est pas dans les habitudes de laisser bas et bottines dans l'antichambre, ma plaidoirie me resterait pour compte.

Je me contenterai donc de pallier aux résultats sans chercher à remédier à la cause.

Toute pression sur le pied arrête la circulation ; les extrémités nerveuses s'atrophient, et la couche cornée augmente d'épaisseur pour former, d'après le lieu d'élection, un cor, un durillon ou un œil-de-perdrix.

La première opération consiste à enlever ceux qui se sont déjà produits, et la seconde, à les empêcher de se reproduire, dans la suite, tout en laissant subsister la cause du mal, c'est-à-dire la chaussure trop étroite.

*A*. — **Enlever le cor**. — Le soir, passez à l'entour, mais sans le toucher, une couche de Bassorine avec un pinceau ; prenez un peu de gelée contre les cors et vous en étalez une couche par dessus. Vous couvrez alors avec un top-cap de dimension voulue, que vous assujétissez, pour plus de sûreté, au moyen d'une bande de tarlatane.

Le matin, vous enlevez le top-cap et vous trempez un quart d'heure le pied à l'eau chaude — frottez avec une petite brosse dure, essuyez et passer à l'huile antiseptique parfumée.

Recommencez le soir, jusqu'à disparition complète et absolue.

*B*. — **L'empêcher de se reproduire**. — La chose est possible, parce que la cause du cor étant la pression de la chaussure, ne subsiste pas pendant la nuit; nous allons donc profiter de la nuit pour rétablir la circulation qui a été suspendue pendant la journée. Nous exagérerons la circulation pendant la nuit pour rétablir l'équilibre.

Il suffit pour cela de frotter, tous les soirs, l'emplacement du cor avec une flanelle que que vous humectez légèrement de liqueur préventive contre les cors. Essuyer.

4° **Durillon et œil-de-perdrix.** — Même traitement que pour les cors, avec la seule différence que, dans presque tous les cas, vous remplacez le top-cap par une rondelle.

La gelée pour œil-de-perdrix est différente de celle employée pour les cors.

5° **Engelures.** — Voir aux mains.

CATALOGUE DES PRODUITS

DU

# VÉNUS BIBLION

---

## CHAPITRE VII

## LES MAINS ET LES PIEDS

CHAPITRE VII

# SOINS DES MAINS & DES PIEDS

---

| | | |
|---|---|---|
| **Colle à la Bassorine** | 2 | |
| **Essence parfumée pour la conservation des ongles** | 5 | » |
| **Gelée contre les cors** | 3 | » |
| **Gelée contre les verrues** | 3 | » |
| **Gelée contre l'œil-de-perdrix** | 3 | » |
| **Huile à polir les ongles** | 2 | 50 |
| **Liqueur hémostatique pour engelures** | 3 | 50 |
| — **pour réchauffer les pieds** | 3 | 75 |
| — **préventive contre les cors** | 2 | 75 |
| — **pour blanchir les mains** | 5 | » |
| — **révulsive pour les mains** | 3 | 75 |
| **Liquide préventif contre les engelures** | 8 | » |
| **Pâte à polir les ongles** | 4 | » |
| **Poudre à polir les ongles** | 5 | » |
| — **contre la transpiration des pieds** | 2 | 75 |

---

EN VENTE :

A Paris, chez R.-S. FABARON, pharmacien de 1re classe, angle de l'avenue de l'Opéra (36, rue Saint-Roch).

*Pour la province et l'étranger :*

A Berck-Plage (Pas-de-Calais), chez E. BARDIN, pharmacien de 1re classe.

---

*Franco de port et d'emballage pour tout envoi de 10 francs et au-dessus.*

Expédition contre remboursement.

# LES CHEVEUX

## CHAPITRE VIII

# LES CHEVEUX

Nous n'envisagerons ici que les deux points suivants :

1° Les causes qui amènent la chute des cheveux ;

2° L'entretien des cheveux en état de santé.

Quant aux teintures et à la question de faire pousser les cheveux sur les crânes chauves, nous n'en parlerons pas. — Nous ne parlerons pas de la teinture parce que la pratique seule peut indiquer les différentes substances à employer pour chaque sujet.

La même teinture, appliquée sur différentes personnes possédant des cheveux de même couleur, donne des résultats qui dépendent de la qualité propre des cheveux.

Il y a encore d'autres facteurs à considérer ;

ainsi, une même teinture agira différemment sur une même personne d'après qu'elle se sera déjà servie pour colorer ses cheveux d'eau oxygénée, ou de sels de plomb, ou de nitrate d'argent ou de permanganate de potasse.

Il en résulte, qu'il est impossible de prévoir *à priori* le résultat que donnera une teinture, et qu'en conséquence, je ne puis recommander un produit plutôt qu'un autre, puisque je ne peux savoir d'avance l'effet qui résultera de son application.

Je ne peux donc que donner un conseil, et c'est celui de consulter un coiffeur consciencieux qui, après quelques essais, arrivera à trouver la teinture qu'il convient d'employer. — Quant à la pousse des cheveux sur les crânes chauves, je n'en parlerai pas parce que c'est une plaisanterie et que j'ai la prétention d'être sérieux.

Les réclames qui s'épanouissent à la première comme à la dernière page des journaux ont la prétention de s'appuyer sur des expériences scientifiques ; celles auxquelles elles prétendent faire allusion n'ont rien à faire avec la repousse des cheveux, mais bien à leur replantation. Elle se résume dans la communication faite, le 4 février 1898, par Menahem

Hodara à la Société de médecine de Constantinople sur **la croissance de cheveux sur des cicatrices faviques, obtenue en ensemençant, dans les rainures de scarification, des parcelles de tiges de cheveux.**

Il y a loin de là à faire repousser les cheveux sur un crâne en le frottant avec une pommade plus ou moins pilocarpinée à 40 francs le pot.

L'ensemencement des cheveux est évidemment une admirable conquête de la thérapeutique, mais il coulera encore beaucoup d'eau sous les ponts avant qu'elle n'entre dans le domaine de la pratique.

1° **Les séborrhées.** — Les maladies du cuir chevelu sont dues en grande partie à des perturbations dans le fonctionnement et dans la qualité des sécrétions des glandes sébacées, ainsi qu'à des inflammations des glandes sudoripares.

Elles sont aggravées par la présence de toute une série de micro-organismes qui s'empressent de venir fonder leurs colonies dans le produit de sécrétion des glandes malades. Les perturbations dans la sécrétion des glandes sébacées produisent les séborrhées.

On les divise en trois classes :

1° *Les séborrhées sèches, généralement connues sous le nom de pellicules ;*

2° *Les séborrhées grasses ou croûtes graisseuses ;*

3° *Les séborrhées huileuses.*

Même pour les pellicules, les pommades ne sont pas à recommander, car elles graissent et empâtent les cheveux et exigent des lavages, et des dégraissages journaliers qui viennent détruire l'amélioration qu'a pu produire le remède.

Il faut employer des détersifs et des révulsifs qui soient solubles dans l'eau ou dans l'alcool.

Dans tous les cas, la première chose à faire consiste dans un nettoyage, et un dégraissage parfait; ensuite il faut passer aux soins d'antiseptie, puis procéder à la révulsion qui est suivie de l'application d'une essence à peine huileuse, destinée à donner aux cheveux la légère couche qui leur a été enlevée par le lavage.

Façon d'opérer pour toutes les classes de séborrhées.

*A.* — Laver la tête en la frottant avec un tampon d'ouate trempé dans la liqueur dégraissante. Rincez à l'eau bouillie tiède; — essuyez en frottant avec une serviette-éponge.

*B.* — Tamponnez bien le cuir chevelu avec un tampon d'ouate trempé dans l'alcoolat antiseptique.

Laisser sécher huit à dix minutes.

*C.* — Tamponnez bien le cuir chevelu avec un tampon d'ouate trempé dans la liqueur contre séborrhée; laisser sécher.

*D.* — Peignez les cheveux très délicatement en vous efforçant de ne pas toucher le cuir chevelu avec les dents du peigne (il aura été prudent de laver journellement le peigne avec un tampon d'ouate trempé dans l'alcoolat antiseptique).

Passer sur les cheveux, avec une brosse douce, une légère couche d'essence lubrifiante.

Dans les séborrhées sèches ou grasses, il ne faut recourir au lavage qu'une ou deux fois par semaine; dans les séborrhées huileuses, on peut y procéder tous les jours.

Les trois opérations *B*, *C* et *D* sont faites journellement. Dès que le mieux s'accuse, cesser l'opération *C* et continuer *B* et *D*.

2° **Chute des cheveux.** — Remplacez dans l'opération C, la liqueur contre séborrhée par la liqueur contre la chute des cheveux.

3° **Les cheveux commencent à blanchir.** — Remplacez dans l'opération *C* la liqueur contre séborrhée par la liqueur revivificatrice.

4° **Soins journaliers pour l'entretien des cheveux.** — *A.* — Règle générale, laver les cheveux le moins souvent possible, une fois par mois doit suffire. Les cheveux n'aiment pas à être lavés.

N'appuyez jamais les dents du peigne contre le cuir chevelu. Pour laver les cheveux, employez la liqueur pour nettoyer les cheveux ; commencez par frotter le cuir chevelu avec un tampon d'ouate trempé dans la liqueur, puis versez la liqueur à même les cheveux en frottant avec les deux mains.

Rincez à l'eau bouillie — séchez à moitié — tamponnez le cuir chevelu et les cheveux avec un tampon d'ouate trempé dans l'alcoolat antiseptique ; laissez sécher, peignez les cheveux, puis passez avec une brosse une légère couche d'essence chatoyante.

*B.* — Tous les jours, tamponnez la racine des cheveux avec la liqueur d'entretien, laissez sécher et passez à l'essence chatoyante.

Supprimez le cosmétique et n'importe quelle brillantine.

5° **Dépilatoires.** — Il est souvent indispensable d'avoir recours à l'épilation pour se débarrasser d'un duvet importun.

Les très gros poils doivent être arrachés à la pince ; pour le duvet, on est obligé d'utiliser les dépilatoires. — Toutes les pâtes à base d'arsenic (orpiment) sont très dangereuses, telles sont : le rusma des Turcs, le dépilatoire de Plenck, etc.

Le malheur, c'est qu'en dehors des préparations à base d'arsenic, on n'en trouve aucune de bonne, à moins qu'elles ne soient employées deux ou trois jours au plus tard après leur fabrication.

Pour remédier à cet inconvénient, le pharmacien qui s'est chargé de la préparation des produits du *Vénus Biblion* fabriquera le *Dépilatoire express* deux fois par mois, les 1er et 15 de chaque mois. Les commandes devront être faites d'avance. L'expédition aura lieu le jour de la fabrication, et le produit devra être employé le 3 ou le 18 au plus tard.

Ce dépilatoire a une odeur infecte d'œufs pourris.

MODE D'EMPLOI :

*A*. — Bien remuer la masse avec une baguette en verre pour assurer sa parfaite homogénéité.

*B*. — Recouvrir d'une couche d'un à deux millimètres d'épaisseur, la partie velue que que l'on veut épiler.

Au bout de 8 à 10 minutes et même moins, la masse, de molle qu'elle était, est devenue solide.

On lave avec de l'eau tiède, et la peau se trouve absolument dénudée et sans la moindre irritation.

Après l'opération, vous passez une bonne couche de liqueur pour blanchir les mains que vous laissez en place une heure ou deux.

Essuyez et poudrez à la poudre adoucissante colorée.

Nota. — Pour son emploi sur la lèvre supérieure ou sur le menton, il faut avoir soin de se boucher les narines avec deux tampons d'ouaté pour se mettre à l'abri des émanations hydro-sulfureuses.

---

CATALOGUE DES PRODUITS

DU

# VÉNUS BIBLION

---

## CHAPITRE VIII

## LES CHEVEUX

CHAPITRE VIII

# SOINS DES CHEVEUX

| | | |
|---|---|---|
| **Alcoolat antiseptique** | 3 | 50 |
| **Dépilatoire express** | 5 | » |
| **Essence chatoyante** | 4 | 50 |
| — **lubrifiante** | 3 | 50 |
| **Liqueur contre la chute des cheveux** | 4 | » |
| — **contre les séborrhées du cuir chevelu** | 5 | » |
| — **d'entretien du cuir chevelu** | 3 | 25 |
| — **dégraissante pour séborrhée** | 3 | 50 |
| — **pour nettoyer les cheveux** | 3 | 75 |
| — **revivificatrice pour les cheveux** | 4 | » |

EN VENTE :

A Paris, chez R.-S. FABARON, pharmacien de 1re classe, angle de l'avenue de l'Opéra (36, rue Saint-Roch).

*Pour la province et l'étranger :*

A Berck-Plage (Pas-de-Calais), chez E. BARDIN, pharmacien de 1re classe.

---

*Franco de port et d'emballage pour tout envoi de 10 francs et au-dessus.*

Expédition contre remboursement.

# LES SEINS

## CHAPITRE IX

# LES SEINS

Ce neuvième et dernier chapitre sera considéré par beaucoup comme le plus important; rien n'est en effet plus difficile que de maintenir en bon état cette merveilleuse beauté de la femme, et la femme tient à ses seins comme à la prunelle de ses yeux.

Mes lectrices m'excuseront donc si la partie théorique est un peu longue, mais il est indispensable qu'elles sachent parfaitement à quoi s'en tenir, pour arriver à un bon résultat dans l'application de la pratique qui suivra un peu plus loin.

Les seins sont situés à la partie antérieure et supérieure de la poitrine, où ils représentent deux saillies arrondies plus ou moins accusées, que surmonte une papille appelée mamelon, autour duquel se trouve un cercle coloré qui a reçu le nom d'aréole.

A peine développés avant la puberté, ils prennent à cette époque un accroissement, qui est en rapport avec le développement du système génital.

C'est pendant la grossesse qu'ils acquièrent le volume le plus considérable.

Durant la vieillesse, ils s'atrophient de plus en plus.

La peau qui les recouvre est d'une extrême finesse; à la périphérie elle laisse souvent voir, par transparence, le réseau veineux sous-cutané, ce qui lui donne une teinte marbrée légèrement bleuâtre; ce caractère ne se rencontre guère que chez les jeunes filles.

Après la grossesse et l'allaitement, la peau perd son poli; elle ne présente plus au toucher cette douceur et ce satinage qu'on ne trouve nulle part ailleurs.

Sa surface offre des traînées blanchâtres irrégulières plus ou moins déprimées, indices de la distension exagérée qu'elle a subie. Au niveau de l'aréole, elle change de couleur; rosée chez les femmes blondes, elle est d'un rouge brun jaunâtre chez les femmes brunes.

La peau qui recouvre le mamelon est encore

plus fine, ses autres caractères sont les mêmes qu'au niveau de l'aréole.

Cependant, on n'y rencontre jamais de longs poils. Sur son sommet, qui paraît comme crevassé, on voit un certain nombre d'orifices qui correspondent aux conduits excréteurs par lesquels arrive le lait.

Au-dessous de la peau se trouve une couche de tissu formé par des cellules adipeuses. Ce sont ces cellules qui concourent à la formation de la graisse.

L'épaisseur de la couche est assez considérable à la périphérie, mais elle diminue peu à peu en se rapprochant du mamelon où elle disparaît.

En somme, à l'endroit où se trouve placé le mamelon, la peau adhère complètement au tissu glandulaire sous-jacent, tandis que dans les autres parties, elle en est séparée par les cellules adipeuses, qui vont être l'origine de la couche de graisse, qui augmente à mesure qu'on s'éloigne du centre.

Quand cette couche de graisse est très petite, le sein est tout à fait rond, très ferme, et représente une demi-sphère à peu près parfaite, et, de plus, le mamelon est saillant.

Au contraire, quand la couche de cellules

adipeuses est très épaisse, il se forme une grande quantité de graisse, et non seulement cette couche de graisse repousse la peau en avant, ce qui fait que l'aréole paraît déprimée et que le mamelon est moins saillant, mais encore, en s'insinuant entre les différentes parties du tissu glandulaire qui forme le sein, les cellules adipeuses le déforment, l'étirent et lui font perdre en largeur ce qu'il gagne en longueur.

En outre, comme le tissu graisseux abonde aussi en arrière, le sein est rejeté en avant, ce qui est une raison de plus pour qu'il s'allonge, et, dernière conséquence (et non la moins mauvaise), le tissu glandulaire, pressé de toute part, est étouffé par la graisse et il perd toute sa vigueur.

Enfin, le poids même de cette masse ayant de la tendance à attirer les tissus par en bas, les seins se déplacent et s'affaissent avec la plus grande facilité, de façon à ce que, même chez les jeunes filles, ils pourront être tombants.

La matière propre du sein appartient à la catégorie des glandes en grappe; à la période moyenne de la vie, on compte dans chaque sein de 15 à 20 lobes; chacun d'eux est formé d'un nombre très variable de lobules, dans la constitution desquels entrent des vésicules ou grains glandulaires.

Le développement des grains glandulaires est sous la dépendance du système sexuel générateur.

C'est pendant la grossesse que le sein acquiert son entier développement; après l'accouchement ou après la période de lactation, l'activité des éléments n'étant plus mise en jeu, l'afflux de nourriture supplémentaire fourni aux grains glandulaires par la dilatation des vaisseaux diminue, et le sein reprend les caractères qu'il avait auparavant.

Il est même probable qu'un certain nombre de grains glandulaires s'endorment complètement, pour se réveiller de nouveau à l'occasion d'une nouvelle grossesse, et ainsi de suite.

A partir de l'âge critique, les grains glandulaires disparaissent peu à peu, si bien que les seins des personnes âgées ne sont plus formés que par les canaux excréteurs et des lobules graisseux.

En résumé, nous remarquons que le développement des seins se produit d'abord à la puberté, ensuite pendant la grossesse, pour se transformer en dégénérescence à partir de l'âge critique.

Les seins sont tellement sous la dépendance des fonctions utérines, que, chez presque toutes les femmes, ils sont le siège de sensations particulières, environ douze fois par an, à l'approche de la maturation des ovules qui va déterminer le flux de sang.

Il est aussi des femmes dont les seins augmentent manifestement de volume à cette époque ; l'aréole parait souvent plus colorée, enfin le mamelon se gonfle, et on en voit sortir quelques gouttes de colostrum.

Les lectrices qui auront lu attentivement, plutôt deux fois qu'une, ces premières pages, un peu ardues peut-être, seront maintenant à même de bien comprendre ce que je vais dire.

Avant la puberté chez une fillette, à la place où plus tard se formeront les seins, on ne voit encore que les deux mamelons entourés de leurs aréoles. En apparence, rien ne la distingue d'un petit garçon de son âge.

Mais à l'endroit des seins, en dessous de la peau, se trouvent déjà, sous forme de grains glandulaires, les germes qui, en se développant, vont produire les seins.

Arrive maintenant l'instant de la puberté, un coup de fouet se produit ; la nourriture est apportée en abondance aux grains glandulaires qui se développent, se multiplient, et arrivent à former les seins.

Quant à la peau, elle est obligée de suivre et d'obéir au mouvement d'expansion qui vient de l'intérieur, il faut qu'elle cède. Il en résulte d'abord qu'elle s'amincit, surtout vers le centre où se produit le maximum de pression, et alors elle perd en même temps de son élasticité.

La peau des seins, de même qu'elle est plus mince, est aussi moins élastique que la peau des autres parties du corps.

A remarquer en passant que, plus un sein se développe vite, et moins il a de chances de se conserver longtemps en bon état.

Arrivé à une certaine grosseur, qui dépend de beaucoup de causes différentes, race, hérédité, climat, état de santé, etc., etc., le développement s'arrête et les seins sont alors dans leur état de perfection.

Si rien ne se produit d'anormal, s'il ne survient aucun accident, si la femme ne devient jamais enceinte, les seins resteront tels quels, jusqu'à l'âge de l'époque critique. A ce moment disparaît l'excitation nerveuse qui provient du système utérin et qui est nécessaire à l'existence des grains glandulaires ; une certaine nourriture spéciale, résultat des fonctions des ovaires, vient aussi subitement à manquer, et alors le système glandulaire tout entier, privé de l'excitation nerveuse et de la nourriture spéciale indispensables à son existence et à sa régénération, dépérit lentement; la peau, ayant perdu toute son élasticité, ne peut se rétracter, et les seins tombent peu à peu, à mesure que s'amoindrit la masse glandulaire.

Il faut considérer les seins comme des poches formées par la peau et remplies par des glandes.

Quand les poches sont bien pleines, elles se tiennent bien droites; mais quand les poches se vident, elles se replient sur elles-mêmes, parce que les parois de ces poches ont perdu presque toute leur élasticité.

Quand la femme devient enceinte, le système utérin entre en mouvement et il se produit un second coup de fouet; les seins augmentent de volume et la peau est obligée de céder pour la seconde fois en se tendant encore davantage. Aussi, après que la femme en a fini avec les devoirs imposés par la maternité, jamais ses seins ne redeviennent ce qu'ils étaient avant.

Dans les meilleures conditions, la peau toujours un peu élastique reviendra bien en arrière, les seins se tiendront encore à peu près droits, mais ils ont perdu la fermeté qui faisait leur beauté et leur plus grand charme. Nous avons encore à faire entrer en ligne de compte la dégénérescence graisseuse, qui non seulement vient, elle aussi, tendre la peau, mais qui vient encore, comme je l'ai déjà expliqué, étouffer les éléments glandulaires et produire en peu de temps l'atrophie qui ne devait arriver normalement qu'à l'âge critique, nombre d'années après.

Maintenant se pose la grande question qui tant vous intéresse, ô mes lectrices.

Y a-t-il des remèdes à ce triste état de choses ?

Je répondrai : dans presque tous les cas, oui ! dans certains cas particuliers, non !

Je pose d'abord en principe le fait que, de tous les produits mis en vente jusqu'ici, il n'y en a pas un seul qui fasse la moindre des choses ou produise le plus petit effet. C'est toujours le même procédé du cautère sur la jambe de bois.

Vous pouvez consulter à ce sujet votre médecin et toute la faculté, tous vous répondront avec une parfaite unanimité que le fait que je viens d'énoncer brutalement est l'expression stricte de la vérité.

J'ai pas mal voyagé et je ne connais qu'un

seul pays où une certaine classe de femmes conservent la beauté et la fermeté de leurs seins jusqu'à un âge avancé. Ce pays est les Indes, et la classe des femmes à laquelle je fais allusion est celle des Nâtis (du verbe sanscrit *nat*, se balancer, danser), qui sont les danseuses et les filles de joie du pays.

Ces femmes se graissent journellement les seins avec une huile végétale ou, plus exactement, avec un mélange d'huiles végétales recueillies par certaines vieilles Indiennes moitié médecins, moitié sorcières.

Les Nâtis n'attendent pas que les seins commencent à tomber pour user de leur onguent ; tout au contraire, elles se livrent à des onctions dès avant l'âge de puberté pour faire grossir leurs seins plus vite, et le curieux c'est qu'elles y arrivent.

Elles continuent ainsi jusqu'à l'âge critique où elles s'abandonnent complètement et ne prennent plus aucun soin de leur corps. C'est l'époque à laquelle elles cessent leur profession et prennent leur retraite.

J'ai pu me procurer de leur onguent, j'en ai étudié le mode d'action et j'ai été amené à reconnaître qu'il est parfaitement rationnel.

Chaque fois que vous provoquez une inflammation à la surface de la peau, il se produit vers l'endroit enflammé un appel du liquide interstitiel qui baigne toutes les cellules des tissus.

Or, comme c'est justement ce liquide qui contient la nourriture des cellules, en provoquant l'arrivée du liquide vous augmentez par cela même la quantité de nourriture donnée aux cellules. Ces cellules vivant alors dans l'abondance croissent, se reproduisent et, finalement, augmentent le volume de l'organe dont elles font partie.

Tel est le principe sur lequel est basé le mode d'action du mélange des huiles employées par les Nâtis.

Elles ont adopté un véritable remède physiologique et il n'y a rien d'étonnant à ce qu'elles arrivent au résultat cherché.

Elles ont dû passer par bien des tâtonnements avant d'arriver à la composition qu'elles emploient, car tel qu'il est composé, leur remède est absolument parfait.

Maintenant, quel est son effet quand il est appliqué tardivement sur des seins déjà tombés?

Cela dépend de l'importance du dommage. Quand les seins ne font que commencer à s'incliner, ou quand il n'y a encore que du manque de fermeté, l'huile des Nâtis agit parfaitement.

Si le dommage est important, le remède est insuffisant et il faut avoir recours à autre chose.

Les spécialités qui sont vendues en Europe pour le raffermissement de la poitrine ont toutes sans exception pour base l'alun et le tanin ; elles ne peuvent donc servir qu'à tanner la peau.

Vous êtes maintenant à même de comprendre l'inutilité de ces spécifiques qui ne peuvent servir qu'à abîmer la peau, sans jamais avoir aucun effet sur l'augmentation de volume des glandes, augmentation qui peut seule amener le résultat demandé.

Le phénomène est très simple et facile à saisir.

Si vous voulez raffermir votre poitrine et l'empêcher de tomber, vous devez vous efforcer d'obtenir une augmentation de la matière glandulaire qui forme le sein et dont la peau n'est en somme que l'enveloppe.

Pour obtenir cette augmentation de volume il faut suralimenter la glande, la gaver, lui donner un excès de nourriture et en même temps un coup de fouet, c'est-à-dire un excès d'afflux nerveux.

Quant à la méthode électrique, elle ne peut et ne doit rien produire en cette occurence, car les anatomistes et les histologistes, armés des plus forts microscopes, en sont encore à chercher des muscles au milieu de la matière glandulaire du sein. Même les fameuses fibres jaunes qui dépendraient du *Fascia superfacialis,* lesquelles s'attacheraient au bord inférieur de la clavicule et constitueraient un véritable ligament suspenseur du sein n'ont jamais été aperçues que par Giraldès et par lui seul, ce qui rend leur existence passablement problématique.

Or, comme tout le monde le sait, l'électricité ne peut agir que sur les fibres musculaires, et là où il n'y a pas de fibres musculaires, l'électricité perd ses droits.

Nous nous retrouvons donc encore ici, et pour la troisième fois, en face du système du cautère sur la jambe de bois.

Ayant découvert un produit qui permet d'obtenir le grossissement de la poitrine, nous avons tout lieu jusqu'ici de ne pas être trop mal satisfaits. Au point de vue de la peau ellemême il pourra y avoir intérêt à la renforcer un peu pour lui redonner l'épaisseur qu'elle a perdue lors de la formation de la glande. Nous avons déjà vu au chapitre de la peau, quelles étaient les méthodes à employer pour arriver à ce résultat ; aussi nous n'y reviendrons pas.

Pour ce qui concerne la dégénérescence graisseuse, nous devons la considérer comme une des grandes ennemies de la beauté en général et de celle du sein en particulier.

Le système d'application des pommades à base d'iodures ne me sourit pas du tout. D'abord les résultats ne sont pas constants ; ensuite, certaines femmes très sensibles à l'iode en sont très incommodées ; en troisième lieu, l'absorption des iodures rend l'haleine particulièrement fétide les trois quarts du temps ; il me semble donc que ce remède a plus d'inconvénients que d'avantages et qu'il doit être rejeté.

Le seul système que je recommande en dehors de l'hygiène générale est celui qui est basé sur la transpiration locale.

Restent maintenant les cas graves dans lesquels l'huile des Nâtis est impuissante, c'est-à-dire les cas qui concernent principalement les femmes dont l'âge approche de l'époque critique, les femmes qui ont été atteintes très jeunes de dégénérescence graisseuse, les femmes qui ont éprouvé de nombreuses grossesses, les femmes enfin qui ont été soumises à l'ovariotomie.

Sommes-nous impuissants à leur égard et devons-nous renoncer à les ramener à l'état normal ?

Je ne le pense pas, car il existe un traitement spécial qui consiste à relever le fonctionnement utérin chez la femme et à produire une sorte de deuxième puberté, qui arrive à retarder l'âge de l'époque critique et à produire le coup de fouet nécessaire à la remise en état de la poitrine en déterminant chez la femme d'un certain âge comme une deuxième floraison.

Seulement, ce traitement ne rentre pas dans le cadre que je me suis tracé en écrivant ce livre, et, quoique à regret, je me vois forcé de le laisser dans l'ombre.

## PARTIE PRATIQUE

**1° Raffermissement des seins par augmentation du volume de la glande.** — Nous rangeons les peaux en trois classes, d'après leur finesse.

A. — *Peau extra fine, type blond aux yeux bleus.*

B. — *Peau fine, type croisé.*

C. — *Peau moyenne, type brun aux yeux noirs.*

A chaque type correspondant deux compositions :

La première, marquée *faible*.

La seconde, marquée *forte*.

La raison qui a déterminé cette double division en faibles et fortes est, qu'après un certain temps qui varie d'après la personne, la peau s'habitue au traitement et il devient nécessaire d'augmenter la dose.

En effet, l'huile des Nâtis est un mélange de plusieurs huiles actives avec une huile neutre qui sert de véhicule.

MANIÈRE D'OPÉRER :

Le soir :

*A.* — Laver les seins à la liqueur savonneuse, rincer à l'eau bouillie ; passer au liquide alcoolique ; sécher en frottant avec un linge de flanelle.

*B.* — Par mesure d'excès de précautions, prenez une rondelle de tarlatane sans apprêt de dimension telle qu'elle couvre l'aréole en dépassant d'environ un centimètre de tous côtés. Mettez en place en passant sur les bords sur un demi-centimètre environ du mucilage de Bassorine préparé exprès pour cet usage.

*C.* — Prenez un tampon de foulard souple, humectez avec quelques gouttes d'huile des Nâtis et frictionnez les seins pendant environ une minute. Essuyez avec une flanelle douce (le foulard peut resservir).

*D.* — Le matin, lavez à la liqueur savonneuse, rincez, séchez au tampon, passez au liquide alcoolisé, séchez au tampon, passez à l'huile douce parfumée et essuyez bien avec une flanelle douce, poudrez légèrement.

2° **Dégénérescence graisseuse.** — Il n'y a pour moi qu'un seul traitement, celui qui consiste à mettre en jeu la transpiration locale.

Le matin :

*A.* — Boire deux grandes tasses de thé faible très chaudes, additionnées chacune d'un demi-verre de rhum et d'une tranche de citron.

*B.* — Mettre en place l'appareil à transpiration locale pour les seins.

*C.* — Arrêter dès que la transpiration locale a été bien abondante, tamponner et passer à l'huile douce parfumée.

*D.* — Une heure après, laver à la liqueur savonneuse ; rincer, tamponner, passer au liquide alcoolique, essuyer et poudrer.

Le soir, traitement à l'huile des Nâtis.

Ne recommencer qu'au bout de quarante-huit heures ; la nuit qui précède là transpiration, on ne doit pas se servir de l'huile des Nâtis.

3° **Épaississement et adoucissement de la peau.** — Voir au chapitre de la peau.

4° **Excoriations au mamelon et à l'aréole.** — Ces excoriations, en dehors de l'allaitement dont nous n'avons pas à nous occuper ici, proviennent presque invariablement du manque de corps gras à la surface de l'aréole et du mamelon. Ces deux parties si délicates ne doivent jamais rester ni sèches, ni mouillées, surtout le mamelon, et quand ce dernier a été mouillé pour une raison ou pour une autre il ne faut jamais laisser sécher l'humidité d'elle-même. Il faut avoir grand soin de l'essuyer avec précaution, et si la chose est possible, le passer le plus tôt possible à l'huile douce parfumée.

Une autre cause d'irritation, c'est qu'en hiver il arrive souvent que le mamelon se durcit sous l'influence du froid ; une femme sujette à ce petit inconvénient doit avoir soin de placer, avant de sortir sur chaque mamelon une petite pièce de tarlatane très douce pliée trois ou quatre fois sur elle-même, parce que le frottement du mamelon raidi contre le corsage peut provoquer des excoriations très désagréables.

Si cette précaution ne suffisait pas, il faudrait, avant de sortir, passer une petite couche de pommade calmante pour mamelon sur l'extrémité de ce petit appendice en révolte. Le mamelon demande à être nettoyé comme toutes les autres parties du corps et l'eau simple ne suffit pas; aussi les personnes qui n'ont pas l'habitude journalière du bain parfait doivent-elles passer le mamelon à la liqueur savonneuse au moins trois fois par semaine.

CATALOGUE DES PRODUITS

DU

# VÉNUS BIBLION

---

## CHAPITRE IX

## LES SEINS

CHAPITRE IX

# SOINS DES SEINS

---

| | | |
|---|---|---|
| **Huile des Nâtis A, peau extra-fine, faible** | 10 | » |
| **— A, — forte.** | 11 | » |
| **— B, peau fine, faible. . .** | 12 | » |
| **— B, — forte . . .** | 13 | » |
| **— C, peau moyenne, faible** | 14 | » |
| **— C, — forte.** | 15 | » |
| **Huile douce parfumée. . . . . . . . .** | 3 | 50 |
| **Pommade calmante pour le mamelon .** | 5 | » |
| **— pour les excoriations du mamelon . . . . . . . . . . .** | 2 | 50 |

---

Catalogue général des Produits

DU

# VÉNUS BIBLION

## CATALOGUE GÉNÉRAL DES PRODUITS

DU

# VÉNUS BIBLION

Ces produits sont fabriqués à Berck-Plage
(Pas-de-Calais)

PAR


## M. E. BARDIN

**Pharmacien de première classe**

Ex-interne des hôpitaux de Paris,
Chimiste expert près des tribunaux,
Membre du conseil d'Hygiène,
Inspecteur des Pharmacies.


---

EN VENTE

**A PARIS**

CHEZ

## M. R.-S. FABARON

PHARMACIEN DE 1re CLASSE

**36, — rue Saint-Roch, — 36**

Angle de l'avenue de l'Opéra.

---

**Pour la province et l'étranger,** *écrire directement* à M. BARDIN, *à Berck-Plage* (*Pas-de-Calais*). Franco *de port et d'emballage pour tout envoi de 10 francs et au-dessus. — Expédition contre remboursement.*

# CATALOGUE ALPHABÉTIQUE DES PRODUITS

DU

# VÉNUS BIBLION

| | |
|---|---|
| Alcoolat antiseptique. . . . . . . . . . . . | 3 50 |
| Colle à la bassorine. . . . . . . . . . . . . | 2 50 |
| — pour la peau. . . . . . . . . . . . . | 2 50 |
| Dépilatoire express. . . . . . . . . . . . . | 5 » |
| Elixir dentifrice antiseptique fort. . . . . | 3 50 |
| — parfumé . . . . . . . . . . . . . . | 4 50 |
| Essence antiseptique parfumée. . . . . . . | 8 » |
| — chatoyante. . . . . . . . . . . . | 4 50 |
| — lubrifiante. . . . . . . . . . . . | 3 50 |
| Essence parfumée pour la conservation des ongles. . . . . . . . . . . . . . . . | 5 » |
| Essence pour les rides, marque AA, faible. | 8 » |
| — — marque AA, forte. . | 9 » |
| — — marque BB, faible. | 10 » |
| — — marque BB, forte. . | 11 » |
| — — marque HH, faible. | 12 » |
| — — marque HH, forte. . | 13 » |
| — — marque MM, faible. | 14 » |
| — — marque MM, forte. . | 15 » |
| Gelée contre les cors. . . . . . . . . . . | 3 » |
| — contre les verrues. . . . . . . . . . | 3 » |
| — contre l'œil-de-perdrix . . . . . . . | 3 » |

---

**Pour la province et l'étranger,** *écrire directement à* M. BARDIN, *à Berck-Plage (Pas-de-Calais).* Franco *de port* et *d'emballage pour tout envoi de 10 francs et au-dessus. — Expédition contre remboursement.*

| | |
|---|---|
| Huile à polir les ongles | 2 50 |
| — ciliaire | 4 » |
| Huile des Nâtis A, peau extra-fine, faible | 10 » |
| — A, peau — forte | 11 » |
| — B, peau fine, faible | 12 » |
| — B, — forte | 13 » |
| — C, peau moyenne, faible | 14 » |
| — C, — forte | 15 » |
| Huile douce parfumée | 3 50 |
| Liqueur antiseptique pour couperose | 3 25 |
| — collodionnée | 2 » |
| — contre la chute des cheveux | 4 » |
| — contre la douleur des oreilles | 5 » |
| — contre la séborrhée du cuir chevelu | 5 » |
| — contre l'ébranlement des dents | 3 50 |
| — contre le hâle, marque A | 5 » |
| — — marque B | 5 50 |
| — — marque C | 6 » |
| — contre le tartre | 2 50 |
| — décongestionnante | 3 50 |
| — — contre le hâle | 5 » |
| — — pour couperose | 3 25 |
| — de Jaborandi pour cils et sourcils | 3 25 |
| — dégraissante pour séborrhée | 3 50 |
| — dynamique pour cils et sourcils | 3 » |
| — d'entretien du cuir chevelu | 3 25 |
| — émolliente pour gencives | 4 » |
| — épaississante | 3 50 |

**Pour la province et l'étranger,** *écrire directement à M.* BARDIN, *à Berck-Plage (Pas-de-Calais).* Franco *de port et d'emballage pour tout envoi de 10 francs et au-dessus. — Expédition contre remboursement.*

| | |
|---|---|
| Liqueur hémostatique pour engelures. . . | 3 50 |
| — — pour les yeux. . . . | 4 » |
| — — pour pansements. . | 3 25 |
| — odontalgique. . . . . . . . . . . . | 3 50 |
| — pour blanchir les mains. . . . . . | 5 » |
| — pour bouchon de cérumen. . . . . | 3 50 |
| — pour la congestion des extrémités. | 3 75 |
| — pour les lèvres. . . . . . . . . . | 3 50 |
| — pour le nettoyage des oreilles. . . | 3 » |
| — — des yeux. . . . | 3 50 |
| — pour nettoyer les cheveux. . . . | 3 75 |
| — pour réchauffer les pieds. . . . . | 3 75 |
| — pour roser la peau . . . . . . . . | 3 50 |
| — — les oreilles. . . . . . . | 2 50 |
| — préventive contre les cors. . . . . | 2 75 |
| Liqueur résolutive pour gencives. . . . . . | 3 » |
| — revivificatrice pour les cheveux. . | 4 » |
| — révulsive pour couperose. . . . . | 3 50 |
| — — pour les mains. . . . . | 3 75 |
| — savonneuse. . . . . . . . . . . . . | 4 » |
| Liquide alcoolique parfumé. . . . . . . . | 4 » |
| — antiseptique extra-fort. . . . . . | 3 » |
| — pour le blanchiment des dents. . . | 2 50 |
| — préparateur pour rides, marque AA. | 5 » |
| — — — marque BB. | 5 50 |
| — — — marque HH. | 6 » |
| — — — marque MM. | 6 50 |
| — préventif contre les engelures. . . | 8 » |

| | |
|---|---|
| Liquide révulsif pour couperose. . . . . . . | 3 50 |
| Lotion de fraîcheur. . . . . . . . . . . . . . | 5 » |
| Mordant pour cils et sourcils. Brun. . . . . | 3 50 |
| — — — Noir. . . . . | 4 » |
| Paquets d'antiseptiques pour cataplasmes, la douzaine. | 2 » |
| Pâte à polir les ongles. . . . . . . . . . . | 4 » |
| — adoucissante. . . . . . . . . . . . . . | 2 75 |
| — anti-huileuse . . . . . . . . . . . . . | 2 75 |
| — révulsive faible. . . . . . . . . . . . | 3 50 |
| — — forte . . . . . . . . . . . . | 3 75 |
| Pommade calmante pour le mamelon. . . | 5 » |
| — pour le nettoyage des ailes du nez | 3 » |
| — pour les excoriations du mamelon | 2 50 |
| — pour les lèvres. . . . . . . . . | 3 » |
| — préservatrice. . . . . . . . . . | 2 » |
| — préventive pour les paupières. . | 2 50 |
| — résolutive pour orgelets . . . . | 2 50 |
| Poudre à amincir la peau. . . . . . . . . . | 4 » |
| — à dents. . . . . . . . . . . . . . . | 3 50 |
| — à dents pour taches . . . . . . . . | 2 50 |
| — à pansement. . . . . . . . . . . . . | 3 75 |
| — à polir les ongles . . . . . . . . . | 5 » |
| — à satiner la peau . . . . . . . . . . | 5 50 |
| — adoucissante . . . . . . . . . . . . | 3 » |
| — adoucissante antiseptique. . . . . | 4 » |
| — — colorée. . . . . . . . | 3 75 |
| — analgésique pour couperose . . . . | 5 » |

| | |
|---|---|
| Poudre contre la transpiration des pieds. . | 2 75 |
| — contre le coryza. . . . . . . . . . | 4 » |
| — odontalgique . . . . . . . . . . . | 5 » |
| Solution à pansement pour taches de rouss[r] | 3 50 |
| — antiseptique . . . . . . . . . . . | 3 » |
| — antiseptique pour couperose. . . . | 3 25 |
| — corrosive. . . . . . . . . . . . . | 2 50 |
| Teinture pour cils et sourcils. Brun. . . . | 8 » |
| — — — Noir . . . . | 9 » |
| — pour poudre à dents. . . . . . . | 2 25 |

# Catalogue des produits du Xe chapitre

DES

# SOINS INTIMES

| | |
|---|---|
| Boules onctueuses parfumées, la douzaine. | 3 50 |
| Cachets pour injections, par douzaine. . . | 3 » |
| Essence des Brahmanes, marque A. . . . . | 18 » |
| — — marque B. . . . . | 21 » |
| — — marque C. . . . . | 24 » |
| — — marque D. . . . . | 27 » |
| — — marque E. . . . . | 30 » |
| — huileuse parfumée antiseptique. . | 5 » |
| — morphéique . . . . . . . . . . . | 6 » |
| — revivifiante. . . . . . . . . . . | 6 » |
| — révulsive. . . . . . . . . . . . | 3 50 |
| Gelée constrictante. . . . . . . . . . . | 4 » |

| | |
|---|---|
| Huile douce parfumée . . . . . . . . . . . | 3 50 |
| — révulsive annulaire. . . . . . . . . . . | 5 » |
| Liqueur calmante. . . . . . . . . . . . . . | 4 50 |
| — — pour muqueuses. . . . . | 5 50 |
| — contre les folliculites. . . . . . . | 4 » |
| — excitante pour muqueuses. . . . | 3 75 |
| — savonneuse parfumée antiseptique. | 5 » |
| — tonifiante pour muqueuses . . . . | 4 » |
| Poudre souveraine. . . . . . . . . . . . | 10 » |
| — morphéique . . . . . . . . . . . . | 12 » |
| — pour Bartholinite. . . . . . . . . | 4 50 |
| Solution à pansement . . . . . . . . . . . | 3 50 |
| — antiseptique forte. . . . . . . . . | 3 » |
| — — parfumée. . . . . . . | 4 » |
| Solution cautérisante . . . . . . . . . . . | 3 50 |
| — décongestionnante . . . . . . . . | 4 » |
| — hémostatique. . . . . . . . . . . | 3 75 |
| — révulsive. . . . . . . . . . . . . . | 3 » |
| Suppositoire morphéique, les six. . . . . . | 4 50 |

---

**Le X° chapitre des SOINS INTIMES, publié à part, est en vente au prix de 1 fr. 50.**

A Paris, chez R.-S. FABARON, pharmacien de 1re classe, angle de l'avenue de l'Opéra (36, rue Saint-Roch).

*Pour la province et l'étranger :*

A Berck-Plage (Pas-de-Calais), chez E. BARDIN, pharmacien de 1re classe.

SAINT-DENIS. — IMP. H. BOUILLANT, 20, RUE DE PARIS. — 12024

www.ingramcontent.com/pod-product-compliance
Lightning Source LLC
LaVergne TN
LVHW020605230826
846091LV00002B/607
*9782014034417*